子どものスクィグル
ウィニコットと遊び

白川佳代子―著　　序文―新宮一成

誠信書房

序文——スクィグルの言葉

京都大学大学院人間・環境学研究科教授
新宮　一成

　この序文には，「スクィグルの言葉」という題をつけました。「言葉のスクィグル」としてもよかったのでしょうが，そうしませんでした。

　白川佳代子さんから，「スクィグルの本を書きました」と電話でお話があり，そして，その序文を書くことになった私の手許に，実際にその本の校正刷りが届いたとき，私の耳には，「これをもとに，スクィグルをしてみませんか」，そういう白川さんの声が響いたような気がしました。

　本文と序文の関係は，言葉によるスクィグル，つまり「言葉のスクィグル」といっていいものでしょう。そう思ってまわりを見回してみると，「言葉のスクィグル」は，生活世界のなかに溢れています。もうすでに，読者のなかには，連歌のことを考えておられる方もおありでしょう。一般の和歌を考えてみるだけでも充分です。自分の頭のなかで，上の句と下の句をつなげるのも，二人の頭で受け渡すのも，同じです。さらに，下の句だけを目と腕の筋肉運動に委ねるかるた取り競技を思い浮かべるのも，あるいはもっとくだけて，「スクィグルとかけて，何と解く？」と自分に問いかけてみるのもいいでしょう。

　スクィグルは，言うまでもなく描画です。それなのに，それは，こうしたありとあらゆる形の，人と人との間の言葉のやりとりのなかでこそ，成り立っているように見えます。むしろそれは，言語活動の本質の一部が，絵の形で突出したものであるようにさえ見えます。

　どうしてそうなのでしょうか？　言語と絵の関係は，どうなっているのでしょうか？

この序文の題を「言葉のスクィグル」にしなかったわけはこのあたりにあります。本文で，このとても本質的な問いが，実にさりげなく扱われていて，読者は本書を読み進むうちに，その問いのなかにいつしか歩み入っている自分に気がつくことでしょう。序文で「言葉のスクィグル」と言ってしまえば，絵によるスクィグルがまずあって，言葉によるスクィグルは，その比喩か，応用形，ということになります。しかし，本書は，スクィグルの実践が，連続的に言語的交流に接続していることを明らかにしています。ですから，問題はむしろ，「スクィグルが，どんな自己理解の言葉を，子どもたちに提供するのか」ということ，つまり，「スクィグルの言葉」はどんな言葉だったのか，ということではないでしょうか。本書は，とてもやさしく楽しく読める本でありながら，言語と絵との関係をめぐるこのような大事な問いを読者に投げかけながら書き進められています。それが，この本を読んでいて，飽きることがない理由です。

　それでは，私なりに，その問いに考えをめぐらしてみることにいたしましょう。まず，最初に紙の上に書き付けられる，治療者によるスクィグルは，どうしてここに報告されているような喚起力を，子どもに対して持ちうるのでしょう。報告されている子どもの動きのなかに，そのヒントを求めてみましょう。今まで見えていなかったものが，そこに見えた，というように言えば，子どもの心になかに生じた反応を言い表わしたことになるのではないでしょうか。

　我々の目には盲点というものがあることはよく知られています。しかし我々は，「見えていない」ことを意識しません。つまりは「見えていないことを見ない」ようにあらかじめ自分の見え方を設定しているのです。耳は目に比べると無防備ですが，それでも，目が可視光線以外を見ていないことを意識しないでいるのと同じように，耳も可聴域以外の音には無関心でいることができ，また，深い眠りは，耳に対して，目における瞼のように働いてくれます。これらのことは，過剰な知覚刺激から身を守る，という意味だけを持つのではありません。普通は，「見えない」ときは，その部分が白く濁っていたり暗くなっていたりするわけですが，そういうことが一切無くて，ただ，「見えていないということが見えない」という状態の上に，我々は生活しているのです。

「見えていないということが見えない」わけですから，「見えていない」ところにおいて何が起こっているかについて，我々は，責任を持たずに気楽に済ますことができるわけですが，反面，その「見えていない」部分は，無意識の不安を引き起こすものとなって，心にのしかかります。「見えていない」ということは知覚の問題ですが，「見えていないということを知らない」という形になれば，これは心理的な問題です。もともと「知らない」ようにしているのは我々自身なのですが，「知らない」うちに何かが起こっているという可能性は，結局不安の対象となって我々に戻ってくるのです。

　この不安は「見られている」という形を取ります。我々が「見えない」のは，実はそこで誰かが我々を見ているからです。これは，分裂病の際の注察妄想で出現する観念であることは言うまでもありませんが，しかし，「見てくださっている」という言い方に換えるだけで，これはまた，世界に対する根本的な信頼を表明する観念にもなります。たとえば，阿弥陀様は我々を見てくださっているので，我々が死ぬときには，必ず迎えに来てくださる，と信じたりもできるのです。この観念は聴覚領域に置き換えても成立します。「聞かれている」のは不安ですが，初詣にどれだけの人出があるかということを思い出してみるだけで，「聞いてくださっている」誰かがいるという昔ながらの観念が，我々のなかから無くなってはいないことが十分に推し量られるでしょう。

　我々を見ている誰かの視線は，我々を世界のなかに定位する視線です。我々は世界を見ていますが，その我々を見ている誰かの視線が，我々を世界のなかに定位します。我々は世界を見ていながら，見ている自分が世界のどこかにちゃんと位置を持っているのかどうかということを不安に思っています。先ほど言ったように，我々は，世界のどこかに，「自分には見えていない」部分を作っておきます。そして，その部分から，誰かのまなざしが我々を見てくれているということにして，世界のなかに，自分の居場所を——自分の像が映っている他者の瞳を——確保しておくわけです。

　これは，我々を，「一人の人間」として認めてくれるまなざしです。「見えていない」ということは一つの「切れ目」ですが，その「切れ目」にある「目」

が，我々を「一人の人」として数えてくれている，これが，我々が自分を世界に定位する基本的な形です。

　ラカンの精神分析において「一の線」と呼ばれているのは，このような「切れ目」のことです。我々が自分でつくっておいた，知覚（の欠如）の否定の場所，そこに，我々を知覚している誰かを置いてみる，そして我々はその誰かに成ったつもりになって，自分を眺めてみます。我々が「一人の人」として成立するこの場所は，我々とそこに居る人との区別がない場所，つまり同一化の場所でもあります。

　はじめに置かれるスクィグルの線は，「一の線」の再現です。「あなたはこれが見えていなかったでしょう」と言って，治療者が子どもにそれを差し出すのです。それを差し出された子どもは，再びそれを見えなくするために，しかし，それを活かしながらそうするために，自分からそれに何かを描き加えずにはいられません。我々が現に「見えていないということ」を放ってはおかず，「見えていないということが見えない」状態で生活しているように，子どもも，その状態の回復に向けて努力するのです。

　本書のなかで白川さんは，「スクィグル・ゲームにおいて，治療者自身はどこにいるのか？」という切迫した問いを立てておられます。治療者はいつも，最初の描線の上にいるのです。このような私の答えに，白川さんは納得してくださるでしょうか？　ラカンの精神分析において，精神分析家は「一の線」を残して消え，そこは患者が自分を語るための場所へと変じます。相同的な過程がありそうです。

　ところで，治療法としてのスクィグル・ゲームの特徴は，ある種の「はかなさ」ではないでしょうか。本書が実態に即して明らかにしてくれているように，この方法は，持続的に使われることに抵抗します。どうしてでしょうか？ それは，「見えていないということが見えない」という日常生活の状態が，すでに一つの症状だからです。生活それ自体を「症状」と言ってしまうのは，少し乱暴なように聞こえるかもしれませんが，そこに形成されている先ほど述べたような強い抑圧のことを考えれば，あながち無理な用語法とも言えないで

しょう。新しい症状が出現して「一の線」が再び見えなくなりそうになれば，スクィグルはあたかも危険を察知したかのように臨床の場を去ってゆくもののようです。

　このことは，ふたたび「言葉のスクィグル」のことを考えてもらえば，よく理解できます。「絵のスクィグル」を繰り返せば，それは「言葉のスクィグル」に移行していきます。いわば言葉によって塗り固められてしまいます。そうなったとき，我々は何をしているのでしょう？　我々は「因縁を付けている」のです。人が言った言葉に，自分を関係させることを，「因縁を付ける」と言いますね。人が描いた描線を，何かの形にしてしまうことが，「因縁を付ける」以外のことであり得ましょうか？　スクィグル・ゲームは，「因縁の付け合い」からできているのです。

　我々は，それぞれ，自分自身の在り方について，「こういうことがあったからこうなった」という，「自分の現存在についての心の理論」のようなものを，多かれ少なかれ持っています。その体系は，ほとんど我々の人格自身と区別がつきませんが，実は，これは，自分で自分に「因縁を付けて」いるようなものです。関係のないものに，因果関係を持たせてしまうこうした心の顕著な在り方を，我々はすでに知っています。それは，「パラノイア」という病気の名前で呼ばれています。ラカンは人格とパラノイアは同じものだとまで言っています。

　高名なシュルレアリスムの画家サルヴァドール・ダリは，「パラノイア」を方法論として使いました。彼はフロイトの『夢判断』から思想的影響を受けていましたので，これは美術が精神分析に接触した，思想史上重要な一こまです。それらの作品を，高度に複雑化してしまったスクィグルとして理論化してみたいという誘惑を感じる人があってもおかしくないでしょう。

　しかし「因縁」は解かれねばなりません。本書を読まれれば，患児たちが，スクィグルに反応しながら，自分自身で「因縁」を作り上げているのだということを自覚してゆく様子がうかがわれます。因縁を付けて行きながら，因縁の怖さに目覚めてゆくこと，こうした過程が，症状からの解放として，本書の豊富な症例紹介のなかに，生き生きと描き出されているように思われます。

目　次

序　文　i

はじめに─────────────────────────1
　　移行現象としてのスクィグル・ゲーム　1
　　発見の遊びとしてのスクィグル・ゲーム　4
　　アートセラピーとプレイセラピーのあいだで　6

第1章　子どもとコミュニケーションをとるために───9
　　[1]　ひろしくん（3歳）　11
　　[2]　ともこちゃん（4歳）　17
　　[3]　くみこちゃん（15歳）　25

第2章　子どもの描きたいもの，話したいこと────35
　　[4]　ようこちゃん（6歳）　37
　　[5]　あきらくん（5歳）　44
　　[6]　だいすけくん（12歳）　50
　　[7]　さちこちゃん（14歳）　54
　　絵のなかの知性化について　61
　　[8]　まゆみちゃん（7歳）　62

第3章　好きな色のクレヨンをとって─────────76
　　用具について　76
　　クレヨンの色について　79
　　[9]　けんくん（9歳）　80

第4章　治療者はどこ？───────────────89
　　[10]　かおりちゃん（9歳）　90
　　[11]　えりちゃん（10歳）　95

第5章　子どものファンタジー ———————————— 100

ひとりでいる能力（capacity to be alone）　100

母親同席について　101

［12］　ゆきちゃん（5歳）　102

ファンタジーのなかの母親　117

共有されるファンタジー　118

第6章　非言語から言語へ ———————————— 121

［13］　はなちゃん（3歳）　122

［14］　たかしくん（5歳）　131

［15］　けいこちゃん（5歳）　140

［16］　けんたくん（6歳）　143

第7章　ジェンダーをどう扱うか ———————————— 152

［17］　かおるくん（3歳）　154

［18］　しげるくん（5歳）　164

［19］　あきこちゃん（16歳）　168

第8章　解釈の遊び ———————————— 175

［20］　じゅんくん（3歳）　178

おわりに ———————————— 185

引用・参考文献　191

索　　引　194

はじめに

移行現象としてのスクィグル・ゲーム

　子どもは絵を描くのが大好きです。いそいそと手を動かして一心不乱に描きつける姿に，誰しも胸打たれたことがあるでしょう。なぜ子どもたちがこれほどまでに絵を描くことに熱中するのか，何が子どもたちを駆り立てるのか，つねづね不可思議に思っていました。言語発達が未熟なので非言語的な媒体を好むからといわれればそうだと思うし，思春期になってほかに自己表現する媒体が見つかれば，子どもは描くことに興味を失うともいわれます。

　あるいはウィニコット（Winnicott, 1971）[57]にならって対象関係論から論ずれば，こんなふうに考えてみることもできるでしょう。生まれてまもない赤ん坊は，自己と対象（たいていは母親ですが）を区別することなく，母子一体感にひたっています。おっぱいがほしいと思えば乳房が差し出され，おむつがぬれてむずかると，たちまちきれいにしてもらえます。赤ん坊は，母親の乳房（育児全般に関する技術）が自分の一部であり，自分の支配下にあるという幻想のなかに生きていますが，母親の助けを借りたうえでの全能感なので，これは錯覚（illusion）であるといわれます。赤ん坊と母親は，自己（me）とも非自己（not-me）とも区別のつかない錯覚の中間領域で交流しているのです（図1）。

　やがて赤ん坊は，母親からのゆるやかな分離を体験します。眼前の母親と自分とを区別するようになるのです。まじまじと母親を見つめ，不思議そうに口

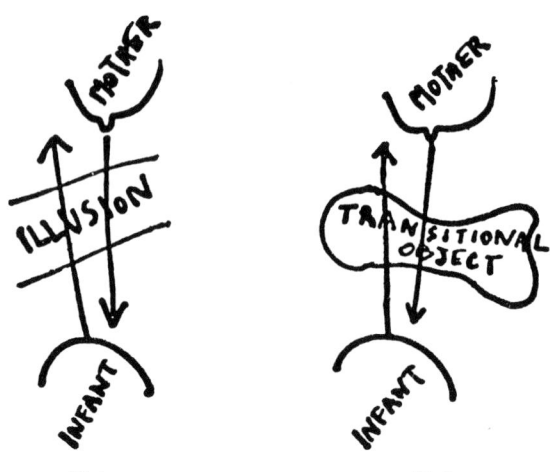

図 1 　　　　　　　　図 2
〔Winnicott, *Playing and Reality*. Tavistock Publications, 1971〕

のなかに指を入れたり，母親の頬や髪をなでたりする時期にあたります。このころになると母親は，赤ん坊への適応（adaptation）を徐々に減らし，赤ん坊とのあいだに少しばかりのすきまをつくるようになります。このとき赤ん坊は，すきまがあるからこそ自分と母親が別個の存在であることに気づき，自己というものを確立していく能力を身につけます。ウィニコットのいうグッドイナフ・マザー（good enough mother）とは，こんなふうに赤ん坊とのあいだに少しばかりのすきまをつくることのできる母親です。そうはいっても，小さな赤ん坊が母親から完全に分離しているということはなく，まだ母親のぬくもりにすがっていたいと思うのもやまやまなのです。赤ん坊は，対象を修復しようという思いに駆り立てられます。そこで，身体的に心地よく，母親との結合の象徴となる移行対象におぼれるほど熱中し，母親との幻想的な一体感を保ち続けます（図2）。

　移行対象は，ガーゼや毛布，ぬいぐるみなどのように，指しゃぶりの指などと違って赤ん坊の外にある対象（not-me possession）で，赤ん坊がみずから見つけだし創造したものであるといわれます。それは，外のものであると同時に，内側にある対象（me possession）であり，母親のイメージと香りと感覚

に包まれた世界です。こうして移行対象は，赤ん坊の空想のなかではばたき，母親の身代わりとして抱きしめられたりないがしろにされたりします。このとき毛布はもはや毛布ではなくなります。ぬいぐるみのクマは単なるぬいぐるみではないのです。

　このように，赤ん坊と母親が分離する場所で移行対象がつくりだされ，錯覚の生起するこの場所で遊ぶこと（playing）や文化的体験（芸術，宗教，哲学）が発展します。グロールニック（Grolnick, 1990）[13]は，錯覚ということばはラテン語の"ludere"が語源で，それは遊ぶことを意味していると指摘しています。同じく遊びを母子関係から考察した町沢（1986）[27]は，「人間の場合，六週ごろより赤ん坊は微笑するようになる。……母親が思わずその微笑によって抱いたり，ゆすったり，手でなでたりという接触を誘発されるのである。……ここで赤ん坊が微笑し，母親に接触を促すというゲームが展開し始めるのである」と述べ，母子接触が遊びのプロトタイプだと考えています。さらには「遊びのなかの象徴性が高まると，それは次第に芸術になる。絵画，音楽，文学の発生の一部は遊びの象徴性の強調から生じると考えてよいだろう」と論じています。象徴性，創造性への発展という点で，町沢のいう遊びは，発達的遊び（developmental play）です。しかし，母子接触や心地よさが強調され，母子分離に伴う不安の影がさしていません。はたして，子どもの遊びは大人の遊びと同列でしょうか。ヴィゴツキー（Vygotsky, 1986）[53]は「幼児はなぜ遊ぶのか」という命題のもとに，「なぜ子どもは遊ぶのかという問題の観点からすれば，遊びはたえず，実現されえぬ願望の想像的幻想的実現として捉えられるべきである」と論じ，快楽が子どもの遊びを定義しないと述べています。

　遊ぶことは，移行対象をもてあそぶことから発しています。したがって，遊ぶことには不安がつきそいます。ウィニコット（1957）[54]は，「不安は常に子どもの遊びのなかの一つの要素であり，しかも多くの場合主要な要素なのです。不安のために過度に脅かされると，遊びは強迫的なものとなったり，繰り返し行なわれたりして，遊びの楽しみを大げさに探し求めるようになります。不安があまりにも強すぎると，遊びは崩壊してしまい，単に感覚的な満足を求

めるようになってしまいます。ここは，子どもの遊びの基底には不安があるという主題を証明する場ではありませんが，実際に遊んだ結果がどうなるかということは重要です。子どもは楽しみを求めて遊んでいられる限り，遊びを中断させる求めにも応じられますが，不安に対処するために遊んでいる場合には，子どもを遊びから遠ざけると，必ず苦痛や現実の不安，あるいは（自慰や白昼夢のような）不安に対し新しい防衛を引き起こすことになります」と語っています。

　子どもは遊びのなかで，母子分離にまつわる不安や恐れ，さまざまな思いをさく裂させ，移行対象を支配するように空想と現実のあいだを揺れ動きながら現実を支配する力を培い，次なる段階に向かって前進します。遊ぶことは発達そのものです。スクィグル・ゲームは，錯覚という不確かな領域で心を遊ばせることであり，絵が子どもにとっての移行対象になりうるのです。こうして，絵を描くことが抑うつ不安に対処する一つの手だてになったり，全能感をよみがえらせたりするので，子どもたちはおぼれるほどに熱中するのです。絵を描くことは"いつか来た道"です。私たちは，絵を描くことに，移行対象のもつ感覚的な要素を見いだすことができます。自由な手の運動，サラサラした紙の質感，クレヨンのにおい，視覚的な楽しみ，そして詩を口ずさむようなことばのやりとり……。不安を鎮めるかのように繰り返されるパターン……。幼い子どもにとって絵を描くことは遊びであり，衝動です。

発見の遊びとしてのスクィグル・ゲーム

　いうまでもなく子どもの精神療法には，プレイセラピー，アートセラピーなど，言語以外の媒体を用いたアプローチが好まれます。絵一つとっても，自由画をはじめ，家族画，バウムテスト，HTP，スクィグル・ゲームなどさまざまです。スクィグル・ゲーム以外は，多くの専門書が本屋の書棚に所狭しと並べられ，あまねく普及しています。ところが，ことスクィグル・ゲームに関しては，ウィニコットの古典『子どもの治療相談』[58]以外に道しるべとなるテキ

ストが皆無で，途方に暮れている方も多いのではないでしょうか。一度は魅了され足を踏み出してみたものの，さらにその先をわかりやすく照らし出してくれるような解説書が見当たらないのです。書き下ろしのお話があったとき，未熟さをも省みずお受けしたのは，こうした実状を踏まえたうえでのことでした。

　スクィグル・ゲームは，イギリスに昔から伝わっている子どもたちの遊びを，小児科医であり精神分析家であるウィニコット（1971）[58]が，治療へと発展させたものです。『子どもの治療相談』のなかでヘスタが，「田舎で男の子とこのゲームをして遊んだことがあった」と語る場面があります。子どもたちに限らず誰しも，空に浮かんだ雲に何かを連想した経験を思い起こすことができるでしょう。その昔1913年にリュッケは，インクで絵を描いていた子どもがたまたま"しみ"をつくってしまい，それでもわざとつくったかのように，その"しみ"を犬とか海とかそのほかいろいろに呼ぶことがあると述べています。クレーは日記のなかで，大理石テーブルの表面の模様のなかにグロテスクな人間の顔かたちを見つけ出しては鉛筆でなぞるという，彼が幼いころ夢中になった遊びについて語っています。また坂根（1977）[43]は，「ドルドーニュ地方の岩のくぼみに，先史時代の人びとが指先でなぞったとみられる馬のかたちがみつかっている。遠い昔，人びとが偶然そこに馬のイメージを発見し，その驚きが遊びに転化し，やがて洞窟絵画へと発展したものらしい」と指摘し，「遊びとは，既成のかたちや約束ごとに縛られず自由な心で対象とたわむれることから始まったのではないか」と述べています。彼は，古今東西に伝わるさまざまな発見の遊びを紹介しています。遊ぶことで，すなわち新たに何かを見つけ出すことによって，子どもは創造的に生きることができるようになるのです。

　精神分析にもとづいていることはいうまでもありませんが，遊びの色濃く，精神分析よりはるかにあいまいで自由なやりとりです。グリーン（Green, 1978）[12]は次のように述べています。「フロイトは精神分析をチェスにたとえた。もしウィニコットが精神分析のマスタープレイヤーならば，チェスでないことは確かだ……。彼は子どもたちと，糸巻きや紐，人形，テディベアを使ったゲーム……さらにはスクィグル・ゲームをして遊ぶようになるだろう。……

そこには白日の光に照らされたチェスの明瞭さはない」と。

　一方，スクリブル法という技法もあるようで混同されがちですが，"スクィグル (squiggle)"と"スクリブル (scribble)"の区別については，石川ら (1993)[17] の論文をご参照ください。かいつまんでいえば，"スクィグル"とは，スクィグル・ゲームのなかで最初に投げかけるマークあるいは数本の不規則な線のことであり，橋本 (1987)[58] は"走り書き"との訳語を当てています。一方"スクリブル"は子どもの発達上みられる運動性の描画，すなわち"なぐり描き"に相当するものです。ディ・レオ (Di Leo, 1977)[5] が「1歳を過ぎたころ，訳のわからない会話 (scribble speech，すなわちジャーゴン) が，運動性のなぐり描き (scribbling) と相まってみられる」と述べているように，スクリブルには，幼児にありがちなめちゃくちゃというニュアンスが含まれています。高橋 (1993)[51] のいう"錯画"が"スクリブル"に近いのかもしれません。本書はウィニコットのスクィグル・ゲームに準拠していますので，一貫して"スクィグル"を用いました。

アートセラピーとプレイセラピーのあいだで

　スクィグル・ゲームはすでに心の聴診器です。スクィグル・ゲームなしに子どもの治療相談を行なうことは，素手で身体を診察するのと同様な心もとなさがあります。同じ描画でも「あなたの家族を描いてください」「1本の木を描いてください」「人を一人描いてください」のような指示的な教示は，私自身のためらいを見透かしてか，子どもたちから拒否されることもありました。与えられたテーマにもとづいて絵を描くことは，遊びから離れるものです。遊びに不可欠な絶対的自由が失われています。いまだかつてスクィグル・ゲームが拒否された経験はなく，そのゲーム感覚がこのうえなく喜ばれます。スクィグル・ゲームは描画のようでもあり，ほかの描画とは一線を画した何かを含んでいるようです（ただし，鑑別診断にもなりますが，自閉的な子どもはスクィグル・ゲームで遊べない，すなわち共同注視できないという現象がみられます）。

それではスクィグル・ゲームはプレイセラピーでしょうか。妙木（1995）[33]は，ウィニコットの手紙「おそらく明瞭な特徴は，描画の使用ではなく，分析家が精神療法家として振る舞い，そこに自由に参加するということにあるのです」を引用し，ウィニコットはスクィグル・ゲームがプレイの媒体として使われることを望んでいたと解釈しています。『子どもの治療相談』を監訳した橋本（1987）[58]は，プレイセラピーの一種だと述べています。

　自由度の高いプレイセラピーでは，しばしば制限（limitation）が取りざたされます。ところが，スクィグル・ゲームで遊んでいて，制限の問題で苦労したことはありません。与えられたＡ４のコピー用紙からはみ出す子どもはいなかったのです。もちろん勢いづいてクレヨンを走らせ，ミステークとしてはみ出すことはありましたが，子ども自身はみ出したことに気づいて以後気をつけるようになります。あるいは，エネルギッシュに描きたくなったら大きな紙を所望したり，２枚並べて描くなど工夫を凝らしたりするようになります。それでも机からはみ出すことはないのです。子どもはなぜ制限やぶりをしないのでしょうか。それは，子どもがしっかりとホールドされているからです。抱きかかえると同時にリミット・セッティングしているようなところがあって，それがスクィグル・ゲームを普通のプレイセラピーから区別しています。

　アートセラピストでもなく，プレイセラピストでもない私にお鉢がまわってきたのも，スクィグル・ゲームのあいまいさをよく表わしています。精神分析家であれ，心理臨床家であれ，教師であれ，あるいは小児科医であろうと，治療者は，子どもの絵やおもちゃやことばが道具や記号以上のものであることを知っています。子どもたちにかかわる誰もがスクィグル・ゲームを試みることができるのです。

　スクィグル・ゲームのなかで描かれる絵と家で描く絵の違いを目にして，母親がどんなに驚くか，驚嘆に値します。中井（1977）[35]は，別人のようだと言っています。いったんスクィグル・ゲームのおもしろさに魅了されたものにとって，ほかのアプローチは眼に入りません。それほどまでにスクィグル・ゲームはポテンシャルで，子どもの内なる世界をとめどなく眼前に展げて見せてく

れます。安堵して内なる世界を開示した子どもたちは，次の診察日を楽しみに指折り数えて待つようになります。主体的，創造的に遊ぶことで自信を得た子どもたちの目がキラキラ輝くのを目の当たりにすることでしょう。

　ウィニコットがイギリスの経験豊かな小児科医であることはよく知られています。何万という子どもたちの治療面接を行ない，余りある名著を記しました。彼の診療の特徴を一言で表わすなら，小児科医の性急さと精神分析家としての眼力を合わせもったものではなかったかと思います。地理的な事情があったにせよ，1回の面接で診断も治療もすませてしまうのですから，伝統的な精神分析からすれば，せっかちだったとしかいいようがありません。子どもの臨床では，いかに少ない治療を施すかということが，その治療者の肩にかかっています。もともと子どもは良くなるのも悪くなるのも速やかで，薬を処方するにしても入院させるにしてもごく短期間です。転帰が目まぐるしいので，その間，気を緩めることができません。小児科医のタイムスケールは，精神科医や心理臨床家のそれと単位そのものが違っているようです。密度が高くテンポの速い，中井（1976）[34]のいうヴォルテージの高い治療法が求められるゆえんです。環境としての母親や母子相互作用に目を向けたのも，日々お母さんの膝に抱かれた赤ん坊に接する小児科医のなせるわざだと思います。

　ウィニコットは，治療者は導く人（leader）ではなく促す人（facilitater）であると述べています。本書がスクィグル・ゲームを始めたいと思っている人たちへのファシリテーターとなることを願いつつ，筆をすすめていきたいと思います。

第1章
子どもとコミュニケーションをとるために

　単なる風邪の治療のために訪れたのではなく，何か面倒な相談のために連れてこられたということを，病院のしきいをまたぐ前から，たぶん家を出るときからすでに子どもたちは勘づいています。ですから一様に警戒心と緊張感で身を硬くして，母親から遅れがちに入室してきます。「あなたの困っていることは何？」と尋ねても，初めから素直に答えてくれる子どもなどいません。あなたはちっとも悪いことなんかしていないのよ，あなたと家族の困ったことについて相談するのよ，と呼びかけても，子どもたちの気持ちをなごませるには至りません。これが非行の子どもとか（非行の相談に小児科医を訪れることはありません。非行の子どもたちは，治療者に対してもっとオープンなようですが），もっと大きくなって自分から助けを求めてくるというのでなければ，診察椅子に座っても落ち着かず，母親の方を振り返り振り返り助けを求めます。

　取りつく島もないまま，魔法使いよろしく，さっと引き出しの奥からクレヨンと紙を取り出し子どもの目の前に広げて見せます。「いつもは注射で泣かされている診察室にクレヨンがあったなんて驚きだ」。診察室がプレイルームに変化する一瞬……ちらとクレヨンに目をやった子どもの目がきらと輝きます。なんで病院にクレヨンがあるのだろう，とさも言いたげです。「先生と絵を描くゲームしようか」「うん」。ほとんどの子どもはここで初めて，こちらからの問いかけに口を開きます。「好きなクレヨンを1本とって」の声に合わせて得意げに1本とります。子どもの選んだ色を見届けて，私も1本とります。たいていは子どもの気持ちに添わせるように，ときには反対色を選んで子どもの心

を奮い立たせるように。いずれにしろ，クレヨンの色の選択にも遊び心があふれるように。

　パディントン・グリーン病院で初めて面接に立ち会ったアン・クレーシャー (Anne Clancier & Kalmanovitch, J., 1984)[4] は，以下のように叙述しています。「ウィニコットがいともたやすく子どもたちとコンタクトをつけるので驚いた。ちょうどその日，面接に連れてこられた一人の子どもがコンタクトを拒んだ。子どもは部屋の隅で，誰にも目をくれず身を硬くして立っていた。ウィニコットは子どもから距離を置いて床に座り，紙1束と鉛筆1本を手にとった。もう1本は積み上げた紙のそばに。ほらねと言いながら，さっと"スクィグル"なるものを描いた。子どもは興味をもってにじり寄ってきた。とっくに会話が始まっていたかのように，ウィニコットは小さな男の子に絵を完成させるよう促した」。アン・クレーシャーのインタビュー (1984)[4] に答えて，ナンテール（パリの西郊，セーヌ左岸の都市）の子どもセンターでウィニコットに面会したダニエル・ヴィドロッシェール (Daniel Widlöcher) は描写しています。「ウィニコットはパリの子どもたちと絵を描くというアイデアに強く心を動かされた。……心の準備のないまま小さな男の子が待合室で待っていた。いつしかイギリスの老紳士が現れ隣に座った。彼は，フランス語を話さなくてもコンタクトがとれるように，猫のように喉を鳴らしてミャーと鳴いた。……子どもが大人といっしょに夢を見始めたのだった」。

　いうまでもなく子どもは，ことばによるコミュニケーションが苦手です。それは聞きとる力においても，自分の考えや感情を表現する際にもいえることであって，だから子どもとコンタクトをつけようとしたら，非言語的な媒体の助けを借りなければなりません。スミス (Smith, 1993)[50] は，「（子どもは）視覚的方法によってコミュニケーションを行ない，能力に応じてまわりの世界を理解する」と述べています。子どもの得意なチャンネルを利用するのです。

　そればかりか，絵はコミュニケーションの記号以上の働きをもっています。絵にこめられたメッセージから，子どもの生活や経験だけでなく，ことばに尽

くせない無意識をも垣間見ることができるのです。そもそも内的世界をことばで表現しようと思うなら，ことばによってすくいあげられたもののほかに，とり残された部分があるということを知っておかなければなりません。ことばというものの限界，すなわち会話によって伝えられることには限界があるということに気づけば，なおのこと非言語的な媒体を使ってみたいと思うでしょう。

　ウィニコットは「スクィグル・ゲームは子どもとコンタクトをつけるための，単なる一つの手段にすぎません」と述べていますが，ウィニコットがもっぱらコミュニケーションの媒体として用いたのでないことは明らかです。とはいえ，われわれ初学のものたちは，あえて精神分析療法をするためにというよりは，子どもとコミュニケーションをとるためにスクィグル・ゲームを始めてみませんか，と提案してみたいのです。

［1］　ひろしくん

　3歳9カ月，男児。パニック発作。
　母親の妊娠中，突然ふるえだし「カエルがくる，ヘビがいる」と脅えて泣く発作があり，その後，弟が生まれてからも頻回に繰り返すため受診した。

【初回面接】
　母親の背後から警戒心に身を固め，不安げな面持ちで入室。いったん診察椅子にのぼったものの，すぐに降りてしまって母親の方にすり寄っていく。それでも，クレヨンと紙を並べて〈お絵かきしようか〉と声をかけると，「うん」と答えて自分の椅子に座りなおす。そして，水色のクレヨンを手にとってせっかちに顔を描き，「おかあちゃん」と答えた（図1-1）。2枚目も同じように母親の顔を描いたので，私が横から桃色のクレヨンで母親の眼鏡を描き加えた（事実，母親は眼鏡をかけていた）（図1-2）。それを見て喜んだひろしくんは，〈今度はほかの人を描いてね〉との指示にお構いなしに，続けざまに母親の顔を4枚描いた。私が眼鏡を描くとまねして眼鏡を，頭髪を描くとまねして頭髪

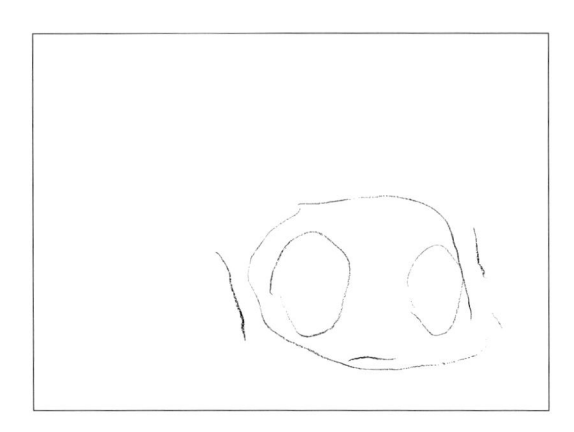

図 1-1

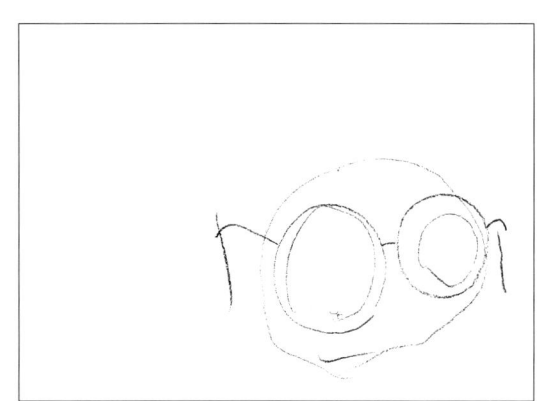

図 1-2

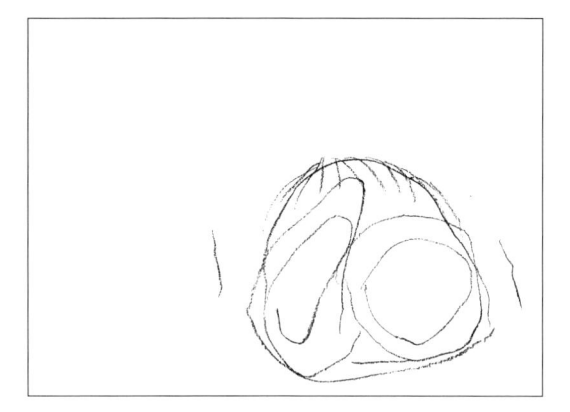

図 1-3

を描き加える，という具合に……。〈ほかの人〉がまったく頭に入らない様子だった。4枚目は，眼鏡をかけて頭髪のはえた「おかあちゃん」そのものだった（図1-3）。ひろしくんが頭のなかで思い描く「おかあちゃん」と，紙の上にクレヨンで描かれた「おかあちゃん」，さらには眼前の「おかあちゃん」が一致した。紙の上の「おかあちゃん」は鏡像であり，鏡像をまとめ上げることで子どもはまわりの世界を整理するのだ，ということが理解された。

　母親しか描かなかったので，母親のことで頭がいっぱいという印象をもった。弟をいじめて母親に強くしかられると，その何日か後にパニックが起こることも聴取された。弟をたたかないという約束をさせたら，今度は大声でどなるようになり，母親の叱責が誘因になるようにも思われた。〈お母さんが大好きなのね〉と共感を示すと，ひろしくんは「うん」とうなずいた。母親に向かって〈お母さんのことで頭がいっぱいなのですね〉と感想を述べると，母親は，「なるべく接しているけれど，それでも足りないのですかね」と不思議がる。弟が生まれるまで母子べったりで，ぶつかることもけんかをすることもなく，しごく平和な時代だったという。それだけに弟の出生は，ひろしくんにとって天変地異ともいうべき大事件なのだ。ひろしくんは嫌いなカエルにさわったこともない。カエルやヘビは，部分対象としての「悪い母親」を象徴しているように思われた。「悪い母親」に脅かされていると考え，「良い母親」の部分をふくらませるように，さらに父親とひろしくんとの交流を増やすといいね，と母親に伝えた。

【2回目】
　1日だけパニックが起こったけれど，なるべく外遊びに出るようにしたら，ほかは大丈夫だったという。母親とウルトラマンごっこをして生き生きと遊んだ様子が報告された。

【3回目】
　ニコニコしながら入室。入室するなり，自分から「絵を描くよ」と話しかけ

てくる。手にはガイアのピストルをもっている。さっそく，ひろしくんは青色，私は桃色のクレヨンをとり，スクィグル・ゲームを始めた。①（①は1枚目，②は2枚目。以下順を追って，数字は絵を書いた順序を示す）彼の描いた顔に，私はガイアのヘルメットを描き加えた。「これは僕だ」と，彼は声を弾ませた（図1-4）。②彼は，私の描いた丸から顔を描き上げ，「お母さん」と答えた（図1-5）。③私は，彼の描いた大小の丸に鼻と口と眼鏡を描き加えて，「お父さん」に変えた（図1-6）。④私の描いた小さな丸を，彼は弟の顔に変えた（図1-7）。初診時は母親の顔しか描かなかったのに，家族4人が描けるようになった。パニックも少なくなり子どもらしくなったという。最後に自分一人で，「かいじゅう，キリン，しっぽ」を描いた。5枚仕上げたひろしくんは母親から離れ，おもちゃコーナーで熱心に遊び始めた。

【4回目】

　入室するなり，治療者には目もくれずパズルで遊び始めた。これまで，幼稚園から帰っても母親にまとわりついてぶつかることが多かった。でも最近は，母親に頓着することなく遊んでいるという。スクィグル・ゲームに誘うと，自分は青色のクレヨンをとり，私には水色のクレヨンを渡して，あれこれお節介をやいてくれる。①彼が手足のはえた「ウルトラマン」を描いたので，私はウルトラマンのメダルを描き加えた（図1-8）。②〈成長したね。手と足がちゃんと描けるようになったね〉と感心すると，さらに彼は「おれの顔だ」といって「ウルトラマンアングル」を描いた。メダルもちゃんとついていた（図1-9）。③「今度はパパ」といいながら「ママ」にした。最終回は，ウルトラマンが3枚描かれただけだった。

　大好きな父親といっしょに登園し，父親の帰りを待ってお風呂にも入る。母親が抱っこしようとすると，「ひっつくのはやめてくれ」といって反発するようになった。

　生まれてこのかた波風が立つこともぶつかることもなく，安寧に包まれて

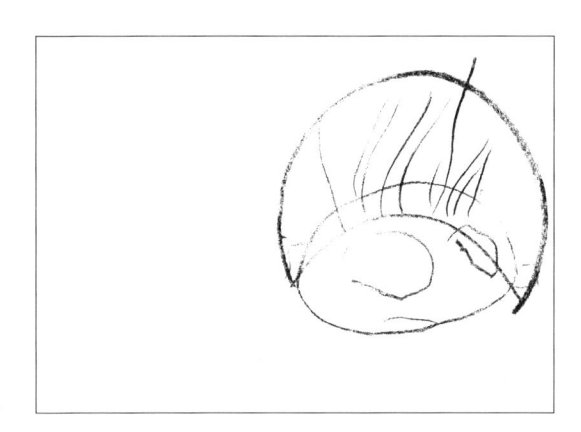

図 1-4

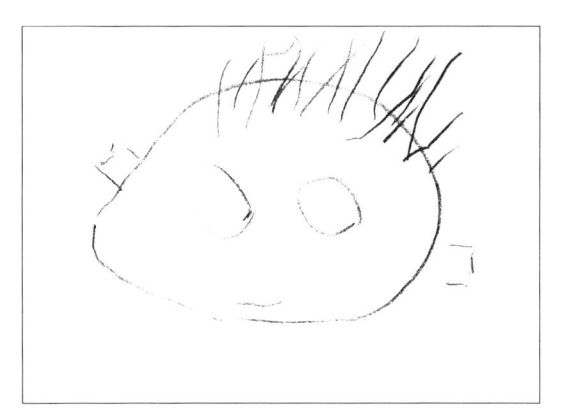

図 1-5

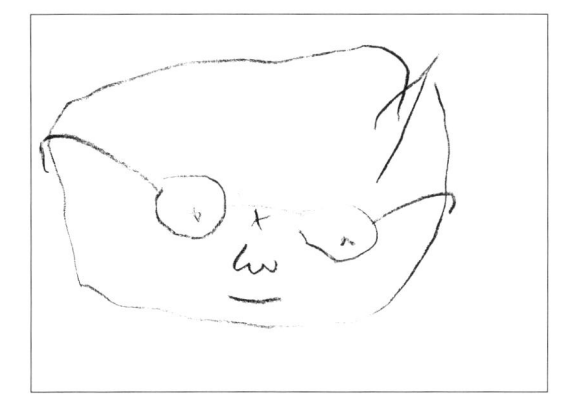

図 1-6

第1章 子どもとコミュニケーションをとるために

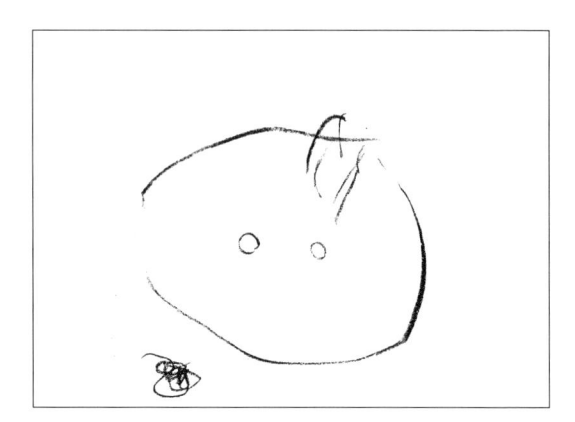

図 1-7

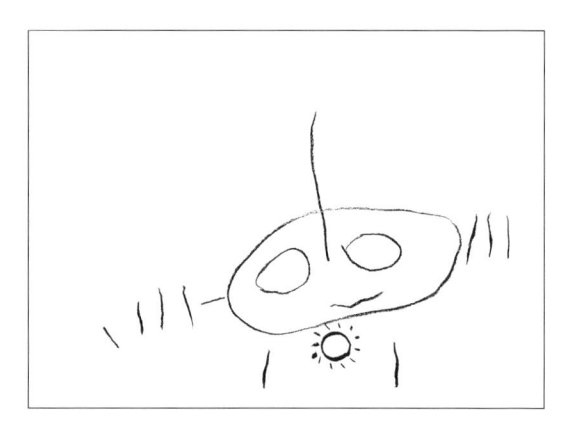

図 1-8

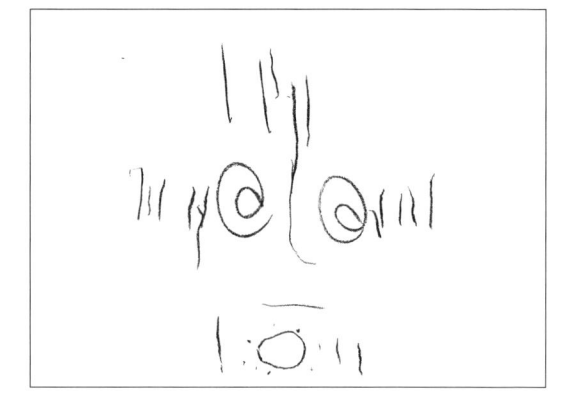

図 1-9

育ったひろしくん。きわめて平和な母子関係だったという。ところが，母親の妊娠・出産さらには入園が重なったころより，カエルやヘビの幻影におびえて，パニック発作を繰り返すようになった。その前と後で，あまりにもギャップが大きすぎたのだ。自分にとって100%良いものであった母親が，手のひらを返したように新しい闖入者を可愛がるのだから，その衝撃は余りあるものに違いない。それは急激な幻滅であり，子どもにとって，カエルやヘビとして表現しうるような脅威であったのだろう。混乱に陥り，母親から離れられなくなっていたひろしくんが，「おかあちゃん大好き」という気持ちを絵のなかで表出し，母親像を詳細に描きだすことで，母親剥奪のギャップを埋め合わせ，やがて家族の一人ひとりが描けるようになった。母親にこだわり母親しか見えなかったのに，母親から家族，家族からウルトラマンへと目が広がり，自分のまわりの世界を意味づけ，整理していったように思われる。父親ばかりかウルトラマンへの同一化もみられた。シーガル（Segal, 1991)[45]のいうように，「現実吟味を通して最も原初的な全能性がしだいに克服され，世界の内での自己がしだいに現実的に知覚されるように」なったと思われる。現実からの学習が発達だと，シーガルは述べているのである。

　警戒心から母親の袖に隠れていたひろしくんが，クレヨンを見ただけで自分の椅子に座りなおし絵を描き始めた。子どものかたくなな心がふと融解するひとときであったと思う。

［2］　ともこちゃん

　4歳4カ月，女児。昼間遺尿症。

　母親が病気で入院したため，3歳半からしばらくの間，遠方に預けられていた。最近，家にいても外出しても頻回に尿を漏らすために受診。自分に注意を引きたいときに漏らすようだという。遺糞はない。

【初回面接】
　母親は「この子を手放してかわいそうなことをした。負い目がある。自分に何かあったらこの子がどうなるかと思う」と罪悪感と不安を語り，私は〈どんな母親でも，子どもに罪なことをすることがある。これからは，いつもそばにいるという安心感があるといいね〉と伝える。家族画とスクィグル・ゲームを施行。家族画では，母親とともこちゃんが隣り合って大きく描かれた。スクィグル・ゲームに誘った。①〈めちゃくちゃ描きをしてごらん〉と声をかけると，さっそく黄色のクレヨンで画面いっぱい描きなぐった。私がタコや魚を泳がせて海にしたところ，「金魚，オタマジャクシ」と言いながら，コロコロ笑いころげた。②彼女は私の丸いスクィグルに目と口を描き入れ，「にんげん」とだけ言った。あいまいな人物像であった（図2-1）。人恋しいのかな，と思われた。③3枚目もめちゃくちゃ描きだったので，今度は星と飛行機を描き入れて夜空にした（図2-2）。④私のスクィグルに，彼女はボールを描き加え，元気のよい「ボール」にした（図2-3）。⑤彼女はクレヨンを黄色から赤色にバトンタッチした。私は桃色のままだった。彼女のスクィグルを，私は大きなオタマジャクシにした（図2-4）。⑥彼女のスクィグルを，私は大きなカメにした。⑦私のスクィグルに彼女は，数字の「7」をまねしていくつも描き入れた（図2-5）。スクィグル・ゲームが終わって母親と治療者が話をしているあいだに，いつのまにかともこちゃんは人の顔を三つ描いていた。

【2回目】
　この1週間昼間のおもらしはなく，夜尿が1回あったのみ。ともこちゃんは「水曜日，先生のところへ行く」と言って，指折り数えて楽しみにしていたという。座るまもなく，ともこちゃんは桃色のクレヨンを手にして絵を描き始めた。
　①彼女のスクィグルを，私は線でかこって雲にした（図2-6）。②私のスクィグルに目と口を描き入れ，「お月さま。お月さまねんねしている」と言う

図 2-1

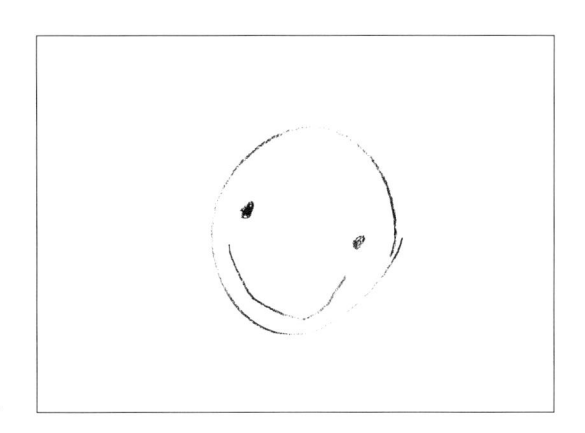

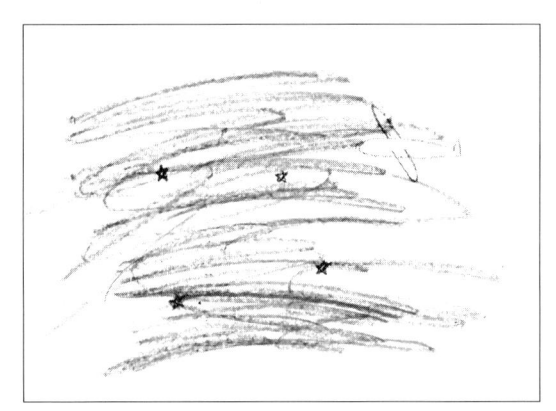

図 2-2

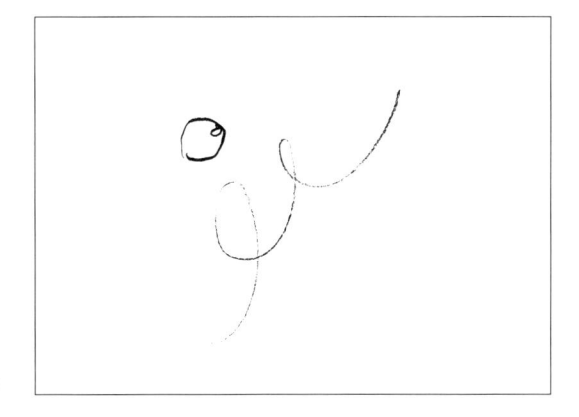

図 2-3

第1章　子どもとコミュニケーションをとるために　19

図 2-4

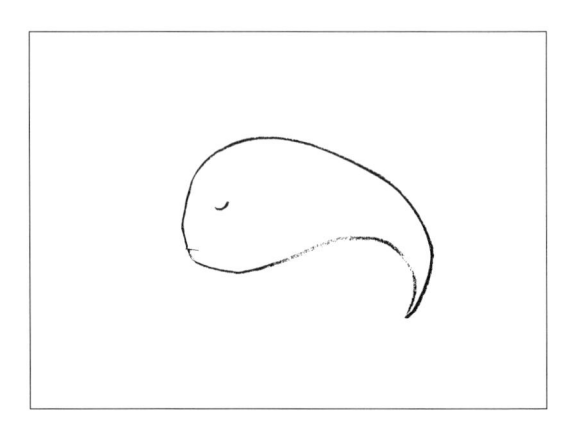

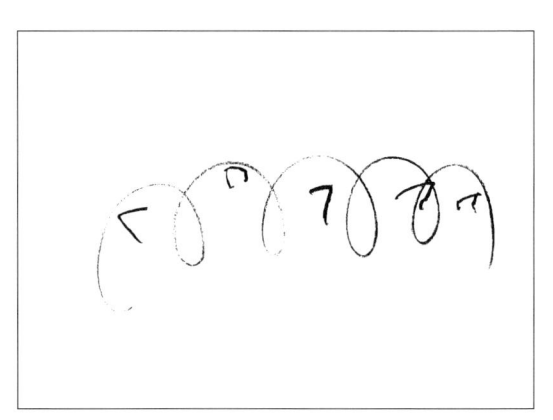

図 2-5

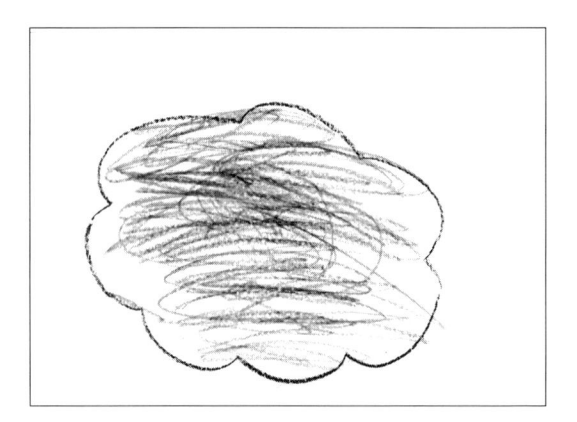

図 2-6

20

図 2-7

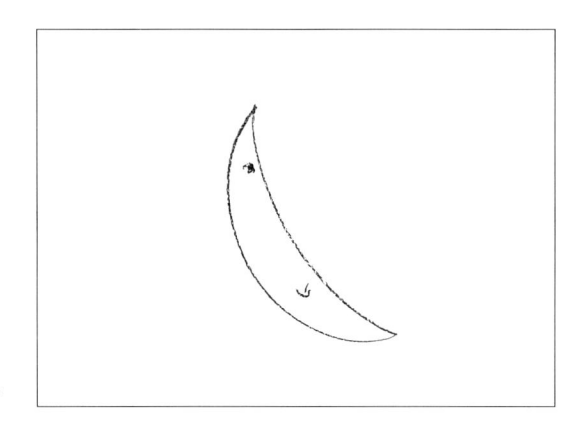

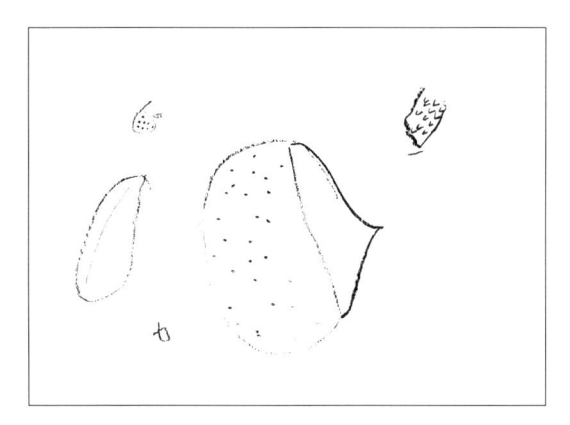

図 2-8

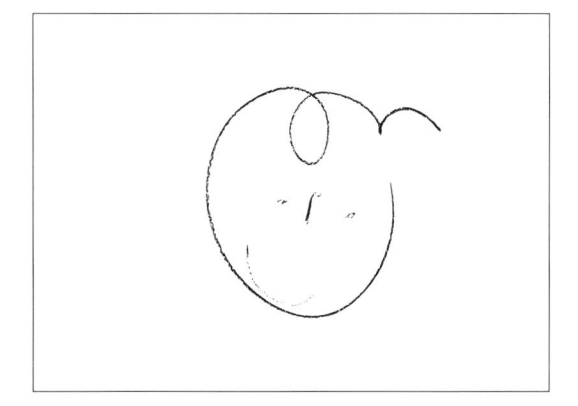

図 2-9

第1章 子どもとコミュニケーションをとるために

図 2-10

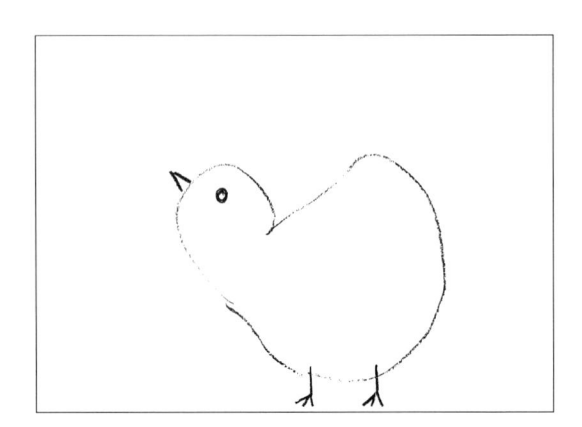

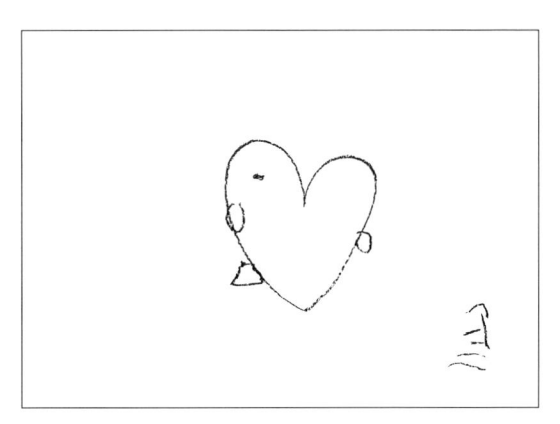

図 2-11

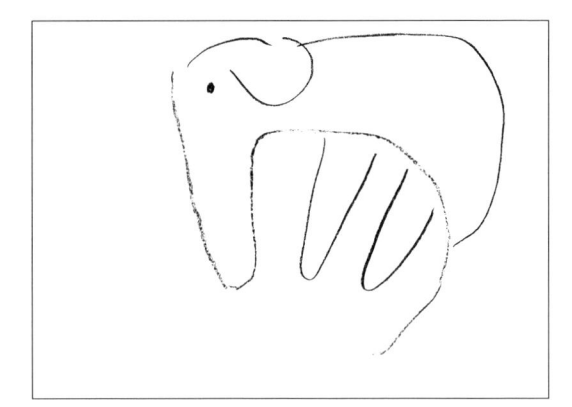

図 2-12

図 2-13

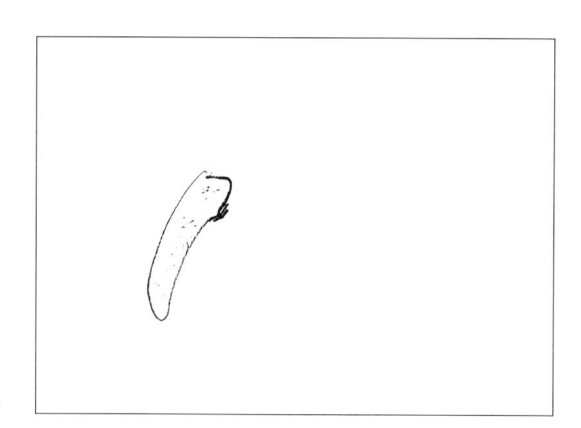

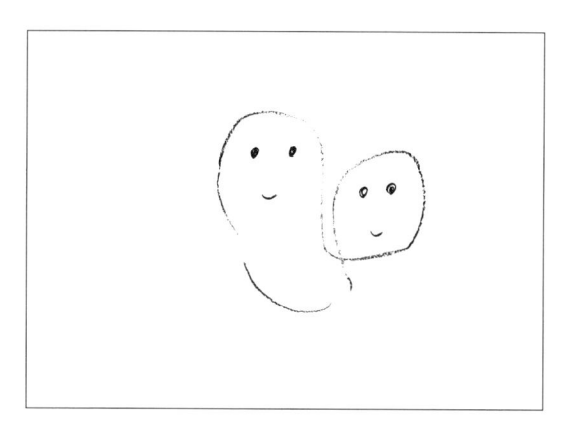

図 2-14

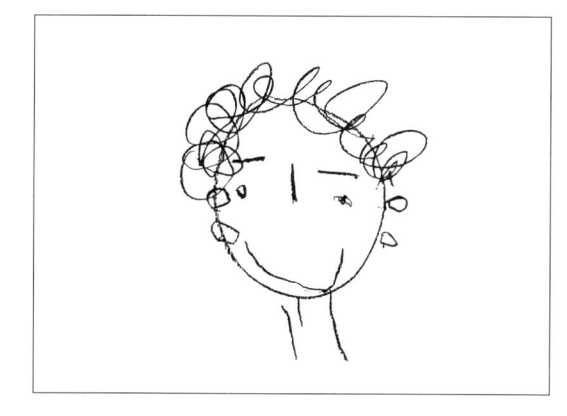

図 2-15

第1章 子どもとコミュニケーションをとるために

(図2-7)。三日月の横顔だった。ともこちゃんの思い出のなかのお月さまってこんなお月さまなのかな，と思った。③彼女のスクィグルを私が大きな栗にしたところ，彼女はそれを「お母さん栗」と名づけ，さらに「赤ちゃん栗」と「お母さんバナナ」を描き加えた（図2-8）。④私のスクィグルを，彼女は「お母さん」にした（図2-9）。1回目の「にんげん」に生命が吹き込まれたようだった。〈ともこちゃんの大好きなお母さんね〉と声をかけると，こっくりうなずいた。離れ離れになっていた何カ月かのあいだ，ともこちゃんはずっとお母さんの面影を追っていたのだろう。母親像を描くことが対象修復の過程になりえたと思われた。⑤彼女のハート形のスクィグルを，私は〈ヒヨコ〉にして〈このヒヨコはともこちゃんね〉と語りかけた（図2-10）。⑥「またハートにして」と催促するので，私がハートを描いたら，彼女は「赤ちゃんヒヨコ」にした（図2-11）。⑦自分からゾウさんにしてとリクエストする（図2-12）。⑧彼女は自分一人で「キュウリ」を描いた（図2-13）。⑨彼女のスクィグルから，私が人を二人描いたら，彼女は「お母さんと赤ちゃん」と言った（図2-14）。⑩私のスクィグルを見るなり，「あっ雲さんや」と言って「雲」にした。⑪そして最後に，赤色のクレヨンで力をこめて「お母さん」を描いた（図2-15）。

　その後，夜尿は続いているが，遺尿は改善した。

　避けられないこととはいえ，母子別居という形で一時期愛情剥奪されていたともこちゃんは，またいつ母親がいなくなるかもしれないという不安と緊張のもとにおかれていた。母親不在のすきまを埋め合わせるのが移行対象であり，スクィグル・ゲームである。あいまいな「人物」像から明確な「お母さん」像が描出される過程は，失われた対象を修復する過程そのものだったように思われる。

　絵のなかで思う存分スキンシップしたともこちゃんは，いつもいっしょにいる自分と母親をイメージのなかでしっかり抱きしめ，分離不安に脅かされることもなくなった。絵を介して遊ぶことによって，イメージのなかの母親と自分から，現実の母親と自分へと橋渡しされたように思われる。

［3］ くみこちゃん

15歳，女児。拒食症。

【初回面接】

　前医より「ほとんど口をきいてくれません」との紹介状をもって受診。身長161cm，体重33kg。〈あなたが一番困っていることは？〉と尋ねると，「勉強の仕方がわからない。何をしたらよいのかわからない」と答えた。〈でも，私は教師じゃないから，ここで勉強の指導はできないわね。勉強するにしたって，まず体重を増やさないと〉と，体重を増やす必要性を強く訴えた。しかし，くみこちゃん自身はふとりたくないので合意が得られず，その後が続かない。そこでスクィグル・ゲームに導入した。①くみこちゃんは桃色，私は黄緑色のクレヨンを手にとり，まず彼女が画面いっぱいに丸や三角，十字を描きなぐった。私は〈ほんとうに何をしたらよいのかわからない絵だね〉と言いながら，しばらく考えてから〈ぶどうの房〉にした（図3-1）。彼女は得心したかのようにうなずいた。②私のスクィグルを，彼女はすばやく「くちばしに見えたから，つなげて鳥」にした（図3-2）。〈鳥が何をしているところ？〉と問うと，「ちょこまか，ちょこまか歩いている」「今は止まっているところ」と答えた。私は〈ぶどうを食べる鳥と食べない鳥がいるのね〉とコメントした。暗にあなたは食べない鳥だということをほのめかした。③彼女の雲のようなスクィグルを，私は〈これだけだと雲だけど，卵を描くと鳥の巣になるね〉と言って，〈鳥の巣〉にした（図3-3）。ぶどうの実のような卵が山盛りだった。④私の勢いのよいスクィグルを，彼女は走っている「ヘビ」にした（図3-4）。躍動感があった。〈さっきの鳥は止まっていたけど，このヘビは何をしているの？〉と問うと，「……車にひかれないように道を渡っている」と答えた。⑤彼女のスクィグルを，私は〈あなたのテーマを引き継ごうね〉と言いながら〈川を急いで渡っているヘビ〉にした（図3-5）。⑥私のスクィグルを彼女は

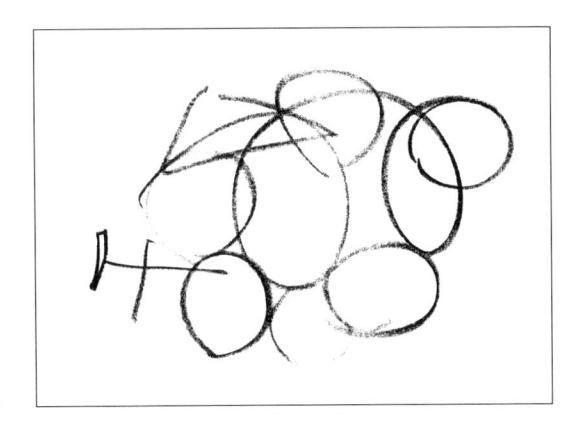

図 3-1

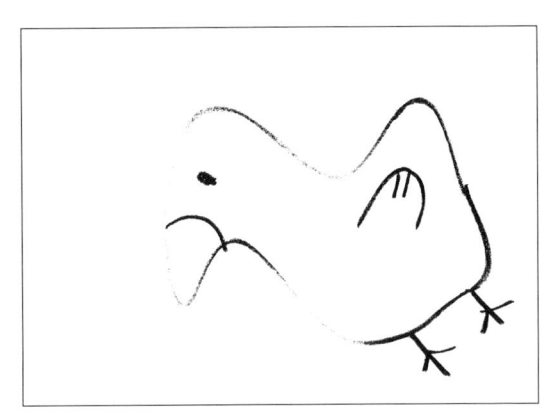

図 3-2

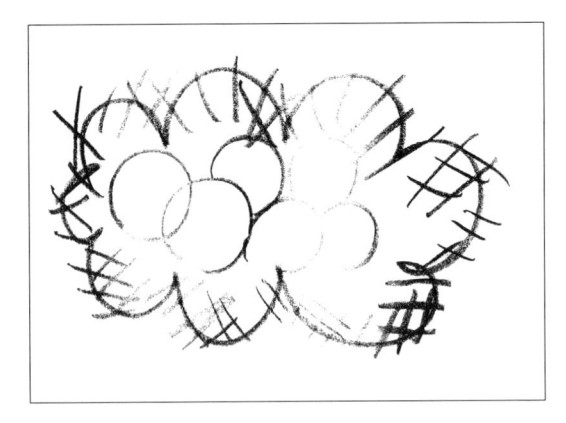

図 3-3

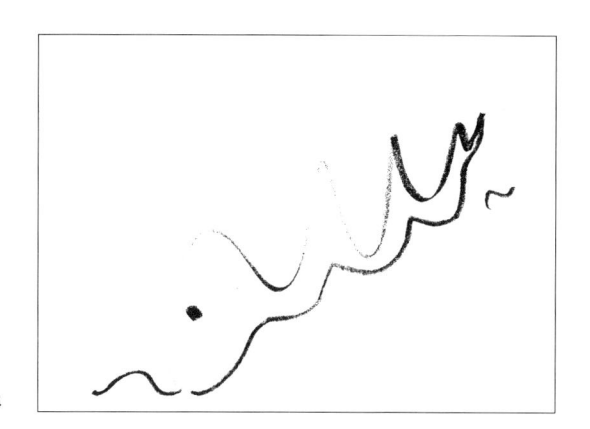

図 3-4

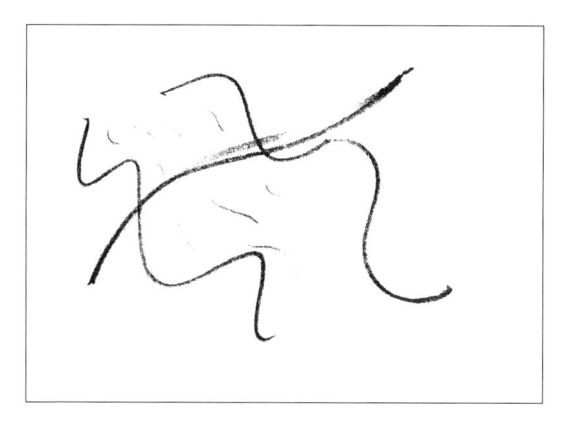

図 3-5

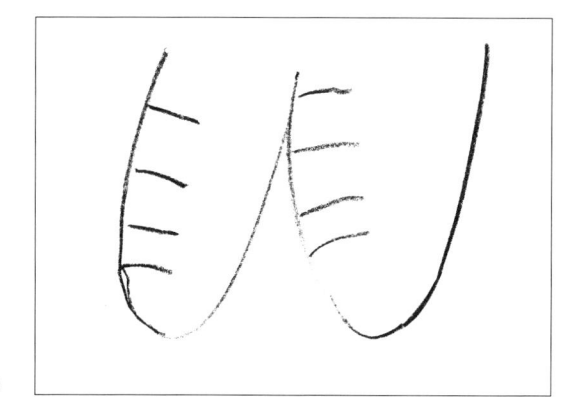

図 3-6

第1章 子どもとコミュニケーションをとるために

「フランスパン」にした（図3-6）。〈大きなパンだね〉と驚くと，彼女は「パンが好き」と答えた。〈ふとるのがいやなの？〉と尋ねると，「うん」とうなずいた。ふとりたくないけど，でも食べたいという健康な欲求を視覚化し，言語化できたことを好ましく思った。

【2回目】
　人物画を描いてもらったが，マンガチックな描き方だったので，再度〈もっとていねいに描いてくれる？〉と注文すると，「絵を描くのは嫌い」とにべもなく拒否されてしまった。

【3回目】
　〈頭のなかで考えすぎているのじゃないかしら？　手を動かして遊ぼ〉と声をかけると，うなずく。①くみこちゃんは青色，私は黄色のクレヨンをとり，彼女のスクィグルを，私は〈仲良し三人組〉にした（図3-7）。真ん中のくみこちゃんの頭にリボンをつけた。いつもいっしょに行動する友達はいないという。②私のスクィグルを眺めながらくみこちゃんは，「全然思いつかない。一応つなげてみようかな」と言いながら「動物」にした（図3-8）。想像上の動物だった。手の動きに導かれて，こちらを振り向く1匹の動物が像を結んだ。③彼女のスクィグルを，私は〈スキー競技のスタートとゴール〉にした。④私のスクィグルを，彼女は「リボンのネックレス」にした（図3-9）。おしゃれの話になった。リボンは，2枚目のくみこちゃんの頭のリボンと思われた。私のメッセージを受け止めてくれたようで，嬉しくなった。⑤彼女のギザギザと丸のスクィグルを，私は〈ボールがはねているところ〉にした。⑥私のスクィグルを，彼女は4段重ねの「鏡餅」にした（図3-10）。お餅はカロリーが高いからダイエットには不向きだろうに，画面いっぱいに丸々としたお餅，しかも4段重ねのお餅が描かれたので驚いた。

　拒食症は治療への動機づけをもたないのでコンタクトをつけるまでがたいへ

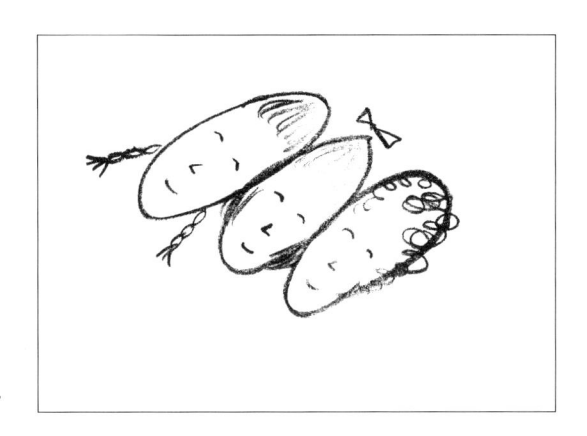

図 3-7

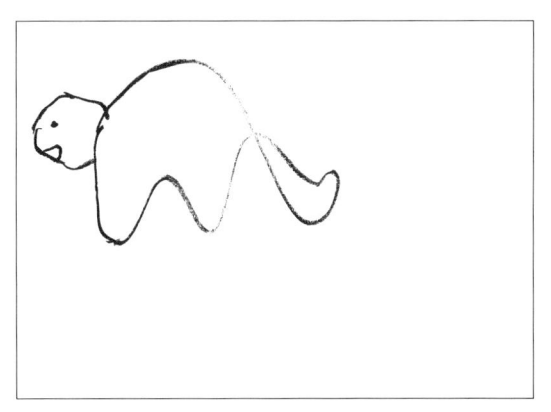

図 3-8

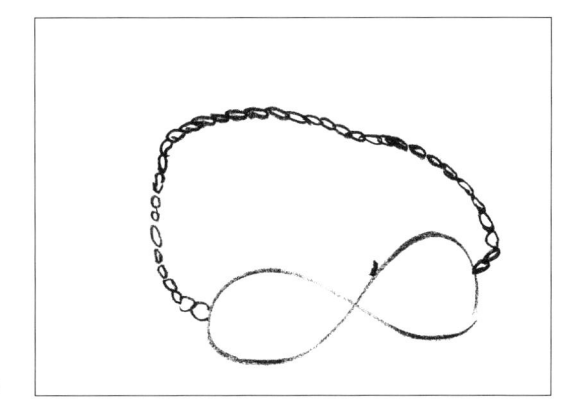

図 3-9

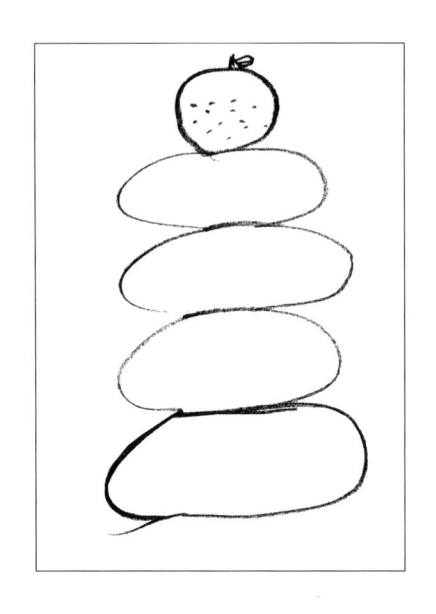

図 3-10

んである。そればかりか，ふとりたくない彼女と体重をふやそうとする治療者のあいだで大きな齟齬が生じ，共通の治療目標を掲げにくい。そういえば，昔教えを受けていた先生が拒食症の患者さんを前にして，「コミュニケーションの断絶」と言い切っていたことを思い出す。拒食症ほど，コミュニケーションを保持していく難しさを痛感する病気もないように思う。やせ細った彼女たちを前にして，「あなたの認知はゆがんでいる」と諭したところで仕方がないのかもしれない。ちょっとわき道にそれて，いっしょに絵を共有すると，気持ちも共有できるような気がして関係が開かれてくる。二人が共有する何かがあれば，二項関係から三項関係へと広がり，二人の関係はとげとげしいものにならなくてすむ。対面法（face-to-face）で向き合っていた二人が，サイド・バイ・サイド（side-by-side）で肩を並べることで，コミュニケーションがよりなめらかなものになるのである。馬場（1999）[2]は，対面法では治療的退行の層も浅く日常生活に結びついた連想が多くなると述べているが，体重うんぬんするときは，目と目を合わせて真っ向からぶつかることも必要なのだろう。生死にかかわるときは現実的にならざるを得ない。しかし，そんな二人がサイ

ド・バイ・サイドで絵を描き始めるやいなや，日常生活からスリップし，ファンタジーの世界へと繰り出すのだから不思議といえば不思議だ。しかも，ただの絵（人物画，家族画などの課題画，自由画も含めて）では効果が得られず（うまく描けなかったときなど，かえって拒否される），スクィグル・ゲームのもつ投げやりさ，あいまいさ，さらには遊び心が，頑なな彼女たちの心を溶かしてくれる。

　くみこちゃんから絵の掲載許可を得るため，初診後8カ月たったころ（体重は40kg近くになっていた），この最初のころの絵を並べて感想を問うた。不思議なことに，あまり記憶にないようで，他人事のような顔をしている。東京女子医科大学で拒食症外来を開いておられる鈴木眞理先生にこの絵の話をしたところ，「そうなのです。彼女たちは，高度のるいそうのみられるころの記憶がないのです。食べることで頭がいっぱいなのかもしれません」と教えていただいた。元摂食障害で画家の木村（1999）[19] も，食べ物のことばかり考えている自分を描いてしまったら，それが快感だったと述懐している。食べ物へのとらわれを目に見える形で描くことが，気づきにつながるのかもしれない。

　一口に拒食症といっても，その心理社会的背景は千差万別だと思う。ほかの拒食症の子どもたちは子どもたちで，絵のなかでまた別の形で自分を表現していた。拒食症に至る背景はそれぞれに個人的なものなのだろう。女性性拒否といわれても，くみこちゃんの絵から性同一性の葛藤を感じることはなかった。むしろ女性的とさえいえる。木村は，竹久夢二の絵を見ながら，「やっぱ女に生まれたからには，こうならなきゃいけないよな」と思ってダイエットにのめりこんだという。むしろ，理想の女性像を純粋に，不可能なまでに追求しているのが拒食症なのかもしれない。

　ところが，さまざまな背景にもかかわらず，拒食症の症状はというとまるで判で押したように教科書通りである。話すことも行動も同じパターンの繰り返しのようだ。40kgという体重にこだわることも共通している。身体疾患でいえば，麻疹の症状が最初から最後までワンパターンなのと同じように，拒食症の症状もワンパターンなのである。思春期の誰もが通過する心の麻疹のよう

だ。精神的なものが原因というより，もっと生物学的な要因がからんでいるように思われてならない。たとえば，高血圧の発症や神経因性疼痛，あるいは肥満に悪循環を想定するように，拒食症の彼女たちも身体的な悪循環に陥って抜き差しならないようだ。その悪循環の泥沼から引っ張りあげるのが治療であり，思いもかけずアートが，その悪循環の輪を断ち切ってくれる。

いくらスクィグル・ゲームでも，思春期に入った子どもたちからは「もうお絵かきなんて」と拒否されることがある。例にもれずくみこちゃんも，その後絵を描くことを喜ばず，ことばによる治療相談を続けている。そして今も，体重を少しずつ回復させながら受験を乗り越え，泣いたり笑ったり怒ったり，さらなる困難にぶつかりながら自分探しをしている。

＊　＊　＊　＊　＊

中井（1982）[36]は，『相互限界吟味法を加味したSquiggle法』のなかで，「いくら早くとも初回面接からはせず，大体話が出つくし，双方一段落という回から始めるのがよさそうだ」と述べています。私の場合，ほとんどすべての症例で，初回面接開始後5分もたたないうちにスクィグル・ゲームを始めています。それは大人と子どもの違い，治療への動機づけをもっている大人とそうでない子どもとの違いでしょう。子どもの場合，ことばのやりとりだけで話が出つくすということはあり得ないし，出つくす前に子どもの方から「お母さん，（つまらないから）もうおうちへ帰ろう」と母親の袖を引っ張って逃げだしてしまいそうです。子どもは正直です。何か子どもの興味をそそるような媒体を見つけなければ，場がもちません。ですから，母親と子どもの双方に〈一番困っていることは何？〉と質問し，一応の輪郭が得られたら，もう即スクィグル・ゲームに入っています。それにしても，初回面接でこんなに好きになってくれるなんて，治療者冥利に尽きます。次回の面接を指折り数えて待っていたとか，ここへ来るのが楽しみなどと言われると，スクィグル・ゲームの魔術にいつしか治療者も引き込まれていきます。それは，子どもと大人がいっしょに夢を見始めるという魔術です。

「それでは，限られた時間のなかでヒストリー（生育歴）はいつとるのですか」と質されることがあります。スクィグル・ゲームのなかで子どもの胸の内がほぼ出つくしたところで，子どもと遊びながら一方で家族からヒストリーをとります。遊びながらヒストリーをとるというと，なんと不真面目な，と非難を浴びそうですが，それが一番合理的です。母親と治療者の会話を小耳にはさみながら，子どもの手の動きが止まることもしばしば目にします。ということは，ほとんど常に，子どものいる前で母親から聴取するのです。子どもに内緒でヒストリーをとると，はたして子どもは大人を信用するでしょうか。何よりも，絵を描く前にヒストリーをとってしまうと，面接場面が事務的で堅苦しいものになってしまうばかりか，治療者の先入観で物語をつくってしまい，それが子どもとのスクィグル・ゲームに影響を及ぼしそうです。治療者が，大人の感覚で，自分の物語に合うように子どもの絵を誘導してしまう怖れがあるからです。大人の思わくで意味づけるとしたら，侵入的な母親と同じことになります。

　ですから，子どもとスクィグル・ゲームで遊ぶときは，できるだけ白紙の状態で，治療者の胸をキャンバスに〈ここに何でも思ったことを描いていいのよ〉というふうにもっていきます。今日はどんな絵を描いてくれるかしらと，期待にわくわくしながらクレヨンのふたを開けるのです。そうして初めて，大人には想像もつかない豊かな子どもの世界が披露されます。アダとの治療相談で，ウィニコット（1971）[58]が述べているのも同じことです。「私は最初子どもと会い，彼女を連れてきた母親には会わなかった。その理由は，この段階で正確な生育歴をとることを重要視しないからである。私が重要と考えているのは，子どもが私に自分自身を表わしていけるようにすることである」。なんといっても子どもの語る絵がおもしろいのです。生きた子どもの絵に比べると，大人のことばは陳腐です。

　思うに，治療上必要なヒストリーは，おいおい面接が進むなかで子どもの口から語られるようです。ということは，子ども自身が過去をもう一度再構成し語りなおす，その機会を提供することが治療者の務めであり，客観的な真実を

知ることが必ずしも必要とは限らないのです。そもそもヒストリーということばの原義は「話」「物語」なのですから，真実など得られようもないのかもしれません。母親が語れば母親のフィルターを通してみた過去なのですから。大事なことは過去に何が起こったかということではなく，それが子どもの心のなかでどう受けとめられているかということなのでしょう。ですから，何よりも子どもの絵のなかで自然に吐露される事柄に焦点を合わせたいと思います。それが必要なヒストリーであり，みずから語ろうとしないヒストリーをいたずらに聴取して，傷口を広げることもないと思います。ここが身体疾患との違いです。身体疾患の場合でしたら，治療者の方からネガティブなヒストリーも含めてもれなく聴き取ることが義務づけられています。たとえば，過去にこれこれの病気にかかったことはありませんかとか，これこれの予防接種は終わっていますか等々。しかも原因と症状がほぼ一対一対応します。たとえば，10日前に麻疹の子どもと接触して，今発熱とともにコプリーク斑が見られれば麻疹と診断されます。それにひきかえ心の症状は多義的で多彩です。親が子どもをたたくという問題ひとつとっても，しつけのこともあるでしょうし，虐待のこともありうるのです。母親や子どもがそれを虐待と感じているかどうか，さらには罪悪感をもっているかどうかということが大切なのです。

　ウィニコットのことば，「いうまでもなく，精神科医やソーシャルワーカーが当の子ども以外の誰かから生育歴を聴取しても，子どもにとって何の意味もありません」を肝に銘じたいと思います。ヒストリーをとることに時間を割くよりも，子どもと遊び，絵を描くという体験やことばを共有する喜びを大切にしたいのです。

第2章
子どもの描きたいもの，話したいこと

　わき目もふらず一心に絵を描く子どもたちを前にして，不思議な感動を覚えずにはいられません。あっというまに，1枚，2枚，3枚……と仕上げてしまうのですから。創造の泉の水は涸れることなく，こんこんと湧き続けます。子どもたちは，個人的な経験という引き出しを頭のなかにいっぱいもっていて，絵を描くときはその引き出しの一つひとつが解放されるようです。引き出しの数からいえば，大人の方がはるかに多いのですが，どういうわけかブロックされていて，しまい込まれたまま活かされないでいるのです。子どもはブロックするものが少ないのか，いとも簡単に開けられ，活用されます。

　子どもはおしゃべりするのも大好きで，絵を描きながらさかんにお話をしてくれます。ただ，描画能力と言語能力には発達上のずれがあって，ことばがイメージに追いつかないという現象がみられます。すなわち，どちらかといえば，ことばより絵で訴えるものの方が雄弁です。ことばは後からついていくのです。言語発達の出遅れがあるために，子どもの会話が子どもの考えを正確に表わしているとはいえなくなります。さらには，古くピアジェの指摘した就学前の子どもの自己中心性は，子どもの会話がややもすると独り芝居に陥りやすいことを教えています。さらには，ディ・レオ（1977）[5]のいうように，ことばは，思考を伝達するために使われるだけでなく，思考をあいまいにしたり，相手に伝えることを避けるために使われるかもしれないのです。したがって，絵の方が，ことばより明白に，子どもの考えや感じ方を語っています。ことば以上に絵は，子どもや子どもの問題を理解するうえで役立ちます。いうまで

もなく絵画が，幼い子どもにとって自分の最も深く強い感情，不安，願望を表現できる重要な手段となります。子どもは手を動かして絵を描くことによって，考え，感じ，知るのです。

　こうして絵は，子どもの内的世界を表出し（express），何かを具体的に表現しています（represent）。ここでは，ことばで理解する（understand）よりも，子どもの絵に応える（respond）という姿勢が大切です。

　しかしだからといって，黙ってうなずいているだけでは治療的とはいえません。治療者は，絵を描いて自由に自己表現できるように援助する一方で，子どもたちがつたないことばをつなぎあわせ，イメージをことばにのせることができるように手助けすることも必要です。絵を描くという体験を今度はことばで表現させるのです。言語化することでイメージがまとまり，より確かなものとなってフィードバックされます。治療者はこのとき，子どもが自由にしゃべることができるように，治療者自身がしゃべりすぎないように，さらには誘導するような質問を与えないように注意します。ディ・レオ（1977）[5]は，「その絵のことで何か話してごらん」と語りかけるのだそうです。「それは何ですか」とか「それは誰？」というような特定する質問は避けなければなりません。「それから？」とか「ほかには？」「題をつけてみて」というふうな問いかけがよいのかもしれません。精神分析的心理療法の観点から馬場（1999）[2]は，聞きたいから質問するというよりも，刺激を与えて話を展開させるために質問するのであって，「どのように？」とか「それについてどんなふうだったのか，話して下さい」などの言いまわしを勧めています。すなわち，what?　why?　who? ではなくhow?　なのです。治療者が子どもを知るために質問するのではなく，子どもが自分自身を発見できるように語りかけるのがポイントです。

　スミス（1993）[50]は，教育学の立場から，絵の題材は子ども一人ひとりの個人的経験（デューイ，1902）から得られることが大切であると述べ，個人的な経験が呼び起こされるような質問をすることを勧めています。「ある教師が，七歳のクラスに，『春』の絵を描くように指示した。子どもたちはあまり関心を示さず，課題が出されたと受け取った。彼らは，木や花のきまりきった絵を

描き，すぐに興味をなくしてしまった。……そこで，教師は小グループに『この季節にやってみたいことは何？』と尋ねた。彼らは，興奮して自分自身の経験を思い出し，ローラースケート，アイスクリームを食べる，魚つりといった違った主題を描いていった。彼らは，それぞれ自分自身に意味をもつ考えに夢中になり，それらを描いてたいへん満足するようになった」。子どもたちの思考や感情が呼び覚まされるような質問をしたいものです。

　また飯森（1998）[16]は，語る内容ではなく，それがどのように語られるかという語り方，"息づかい"こそが大切なのだと述べ，母の"息づかい"による響きや調べを伴ったふくらみのある音，と表現しています。スクィグルを移行現象とみなす立場に立てば，ことばの流れ出るそのコンテクストにこそ心地よさが求められるのでしょう。

　ウィニコット（1971）[58]は，「私のほうが子どもたちよりなぐり描きが上手で，子どものほうがたいてい絵を描くのが上手である」と述べていますが，治療者の投げかけるスクィグルにも，飯森のいう"息づかい"が必要なのでしょう。それは，子どもの心のなかで沈殿したままでいるいろいろな個人的経験やそれに伴うさまざまの思いが撹拌され表面に浮かび上がってくるような，そんなスクィグルです。

　こうしてイメージからことばが生み出され，子どもが話すことで，絵とことばが深く結びつきます。イメージとことばが結びつくことで，さらなる想像力や創造性が発揮され，新たなイメージが生み出されるのです。今や子どもは，自由に，描きたいものを描き，話したいことを話すことができるようになります。

［4］　ようこちゃん

6歳5カ月，女児。頻尿，外へ出たがらない。

【初回面接】

1カ月前より昼間の尿の回数が多くなり、ひどいときは2，3分ごとにトイレに行く。家から外に出たがらないのも困る、と両親が口をそろえる。卒園式でも緊張していたし、もうすぐ始まる"入学式のことば"の練習は、彼女自身「したくない」という。しかし両親は、ほんとうはしたいのだろうと思っている。幼稚園の担任も、したらできるだろうにという。

スクィグル・ゲームで遊ぶことにした。①ようこちゃんは水色、私は桃色のクレヨンをとり、彼女のまんまるいスクィグルを、私は〈うずくまるウサギさん〉に変えた（図4-1）。外に出たがらない彼女自身を象徴しているようだった。②私のスクィグルから彼女はネズミを2匹描いて、「ネズミちゃん」にした（図4-2）。しっぽに動きのあるネズミだった。〈ネズミちゃんのことでお話してちょうだい〉とリクエストすると、「お散歩に行っている」と言う。外出したがらないのに散歩という答えが返ってきたので驚いた。③彼女の丸いスクィグルを、私は〈目玉焼き〉にした（図4-3）。④私のスクィグルを、彼女は大きな魚にして、「お魚さんを描いたよ」と言った（図4-4）。〈何の魚？〉と問うと、「ピンクだから鯛にしよう」と答えた。⑤彼女のやはりまんまるいスクィグルを、私は〈ウルトラマンみたいなロボット（の顔）〉にした（図4-5）。⑥私のスクィグルを彼女は波に見立てて、「これ海にした。お魚さん、いいお天気だからもぐっている。冷たいところが好きなの」と語る。小さいころから引っ込み思案だったようこちゃん自身のようだ（図4-6）。⑦彼女のスクィグルを私が花丸にしたら、彼女はさらに葉を描いて大きなヒマワリにした（図4-7）。⑧私のスクィグルから彼女は自動車を描いて、「車とドア」だと言った（図4-8）。わざわざドアを描いたので、自動車のドアがようこちゃんにとって意味があるように思われた。家からここへ来るまでの間、何度も「トイレ、トイレ」と言って自動車から降り、トイレに駆け込んだ様子が報告された。ようこちゃんはずっと、自動車のドアを見つめていたのだろう。そこで私は、〈いつでも行きたいときにトイレに行っていいのよ〉と保証した。

図 4-1

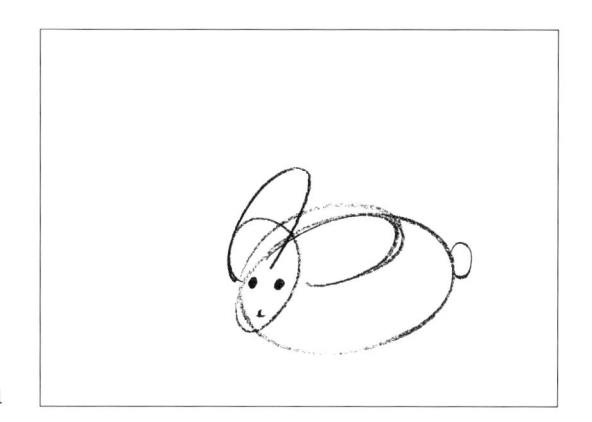

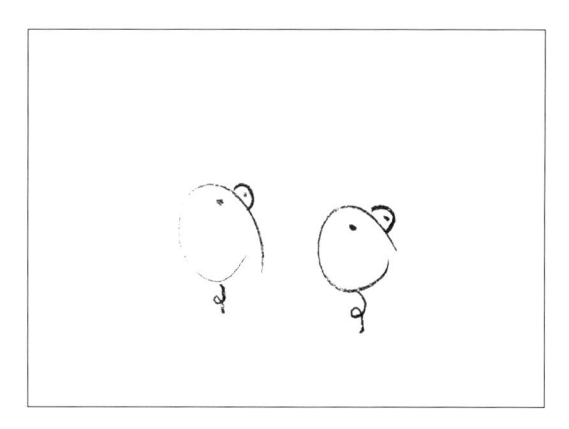

図 4-2

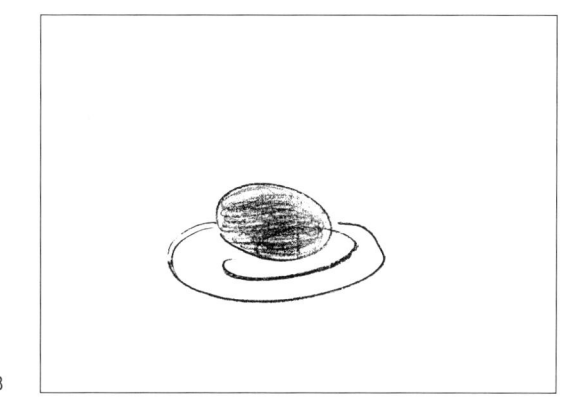

図 4-3

第2章　子どもの描きたいもの，話したいこと

図 4-4

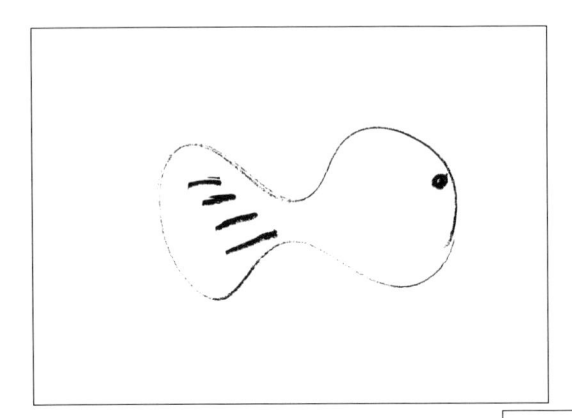

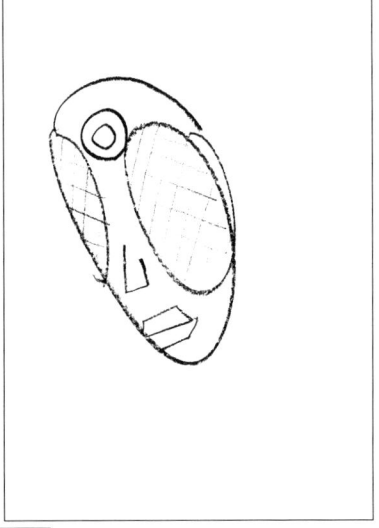

図 4-5

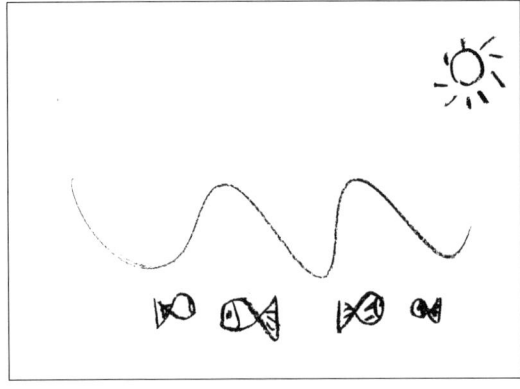

図 4-6

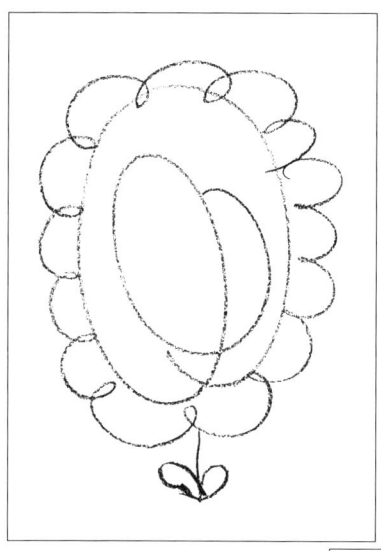

図 4-7

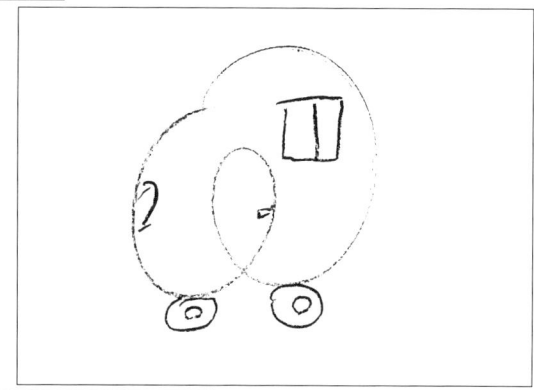

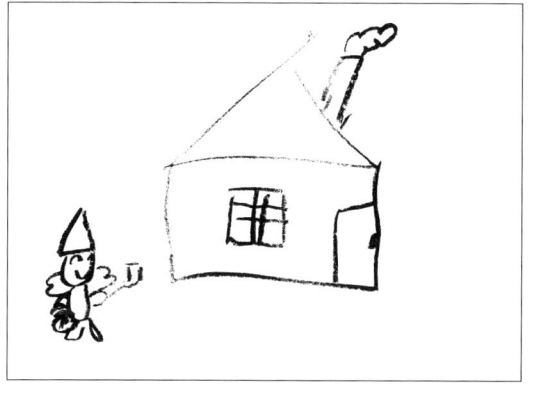

図 4-8

図 4-9

第2章　子どもの描きたいもの，話したいこと

図 4-10

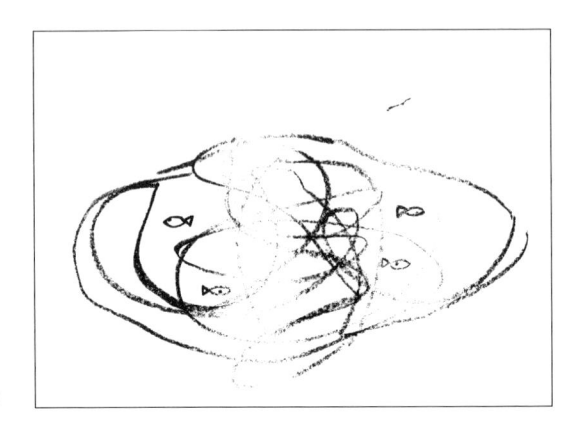

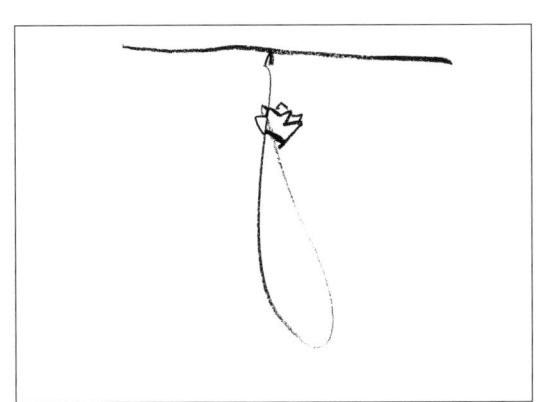

図 4-11

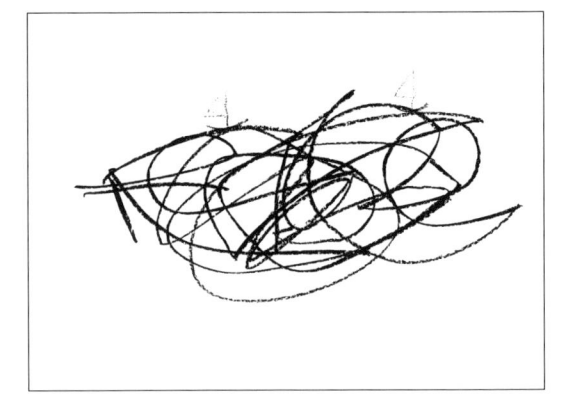

図 4-12

42

【2回目】

　その4日後。今日ここへ来るときは途中下車しなかったし，その前お出かけしたときもトイレの回数が1時間に1回に減った，と報告された。前よりずっと良くなったという。彼女は黄緑色，私は黄色のクレヨンをとった。①私のスクィグルを，彼女は「大人と子どものお魚さん」にした。②彼女のスクィグルを，私は〈ジェットコースター〉にした。以前，遊園地に行って，心配していたけど，メリーゴーランドに1回乗ったら自信がついて，9回も乗ったことがあったね，と話し合われた。緊張が解けて徐々に外に出たがるようになったという。③私のスクィグルを，彼女は大きな「チューリップ」にした。④彼女のスクィグルを，私は〈編み物〉にした。祖母の編み物が連想された。⑥私の三角のスクィグルから彼女は家を描いて，さらに「妖精さん」を描き添えた（図4-9）。手に魔法の杖をもち「お散歩から帰ってきた」妖精さんだった。それを見ていた祖母が，「お散歩に出られるようになったね」としみじみ語った。⑦彼女のスクィグルを，私は〈オムライス〉にした。⑧私のスクィグルを，彼女は「三日月」にした。お星さまや三日月を描くことは多いけれど，満月は描かないという。⑨「今度は難しいのにしよう」と言って彼女は，画面いっぱいにめちゃくちゃ描きをした。私は丸でかこって〈池〉にして魚を泳がせた（図4-10）。最近，近くの池でお花見をしたのだという。⑩私のスクィグルを，彼女は「なすび」にした（図4-11）。⑪またもや彼女のめちゃくちゃのスクィグルを，私は海に見立ててヨットを二艘走らせ，〈大波小波〉にした（図4-12）。

【3回目】

　"入学式のことば"もちゃんと言えて，それでだいぶん自信がついて，30分歩いて学校へも通っている。元気になったけれど，やっぱり尿の回数が多く，1日10回くらい。授業や日常生活に差し障りのない程度の頻尿が残っている。スクィグル・ゲームではみじんもなかったけれど，授業参観に行くと，絵も小

さいし，字もだんだん小さくなるという。最後に治療者から，〈大家族なので子ども一人に目が行き届きすぎるのかもしれないわね。おりこうさんの枠に入れているところがあるのかもしれない。もっとのびのびとするといいね〉と伝えて，終結にした。

　さしあたり子どもの心を占めている日常の物事が描かれるのだろうか。初回面接で，出不精なようこちゃんが「散歩しているネズミ」を描いたのは意外だった。家族と私の話をそばで聞いていて，自分の抱えている問題が何かを把握していたのだろう。もっとお散歩に出なきゃいけないと思ったのだ。さらに驚いたのは，外出する手段としての自動車が描かれたこと。しかもドアがついていた。ようこちゃんが自動車にドアをつけたのは，いつでもトイレに出られる安心感を表わすものだろうか。そして，魔法の杖をもった「妖精さん」。魔法の杖とは，スクィグル・ゲームを象徴しているようだ。元気に散歩から帰ってきた「妖精さん」を待っていたのは，温かな感じのする家庭であった。冒険に出かけた子どもの，母なる港に帰り着いた安心感が伝わってきた。
　後半ようこちゃんは思いきりめちゃくちゃなスクィグルを投げかけてきた。ぶち壊したり，暴れ回ったりするハチャメチャさがスクィグル・ゲームの身上でもある。私がまるく枠でかこってそのなかに魚を入れてしまったのは，失敗だったかなと反省している。口ではおおらかにと伝えながら，子どもの型破りなところが受け入れがたかったのかもしれない。育児であれ，治療のなかであれ，子どもが言いたいことを言えて，描きたいことを描けるような雰囲気を醸し出すのは難しいものだ。

［5］　あきらくん

　5歳3カ月，男児。腹痛，登園をいやがる，元気がない，体重が増えない。
　10日前に発熱し，気管支炎として治療していた。咳が残っていた。そのうち腹痛を訴え登園をいやがるようになった。幼稚園の担任より1カ月前より元

気がない，食欲も落ちてきている，精神的なものではないかと指摘され，受診する。

【初回面接】
　誰とでも仲よく遊ぶタイプ，自己主張しないとのことで，自己主張をのばすことを目標に絵画療法に導入することにした。まず家族の絵を描いてもらった（図5-1）。母親の方を振り返り，相槌を求めながら，右側から父，妹，あきらくん，母親の順に描いた。そして，治療者とのあいだで次のようなやりとりが交わされた。〈お父さんは？　どんなの？　大きい？〉「大きい」〈はなこちゃんは？〉「小さい」〈たろうくんは？　小さいの？〉「えーと，大きいかな，小さいかな，わからない」〈お母さんは？〉「大きい」〈でも絵とちがうね〉あきらくんの無意識が絵に表わされ，家族が視覚化された。絵を見た母親から次のような家族関係が一気に言語化される。父親は，お兄ちゃんだから我慢しなさいと，あきらくんに厳しい（父親の存在感が大きい）。父親は妹をかわいがって大事にする（妹も大きい）。あきらくんは，父親の前で何も言えない（妹よりも小さい）。母親は子どもの前で姑に会うたびにしかられる，萎縮している（一番小さい）と。

【2回目】
　絵を描きに行こうというと，大喜びで受診した。昨日は幼稚園へ行きたくないといってバスに乗り遅れ，送っていった。あきらくんと私のあいだでスクィグル・ゲームが始まった。①あきらくんの描いた三角を，私は〈家〉に変えた（図5-2）。それを見て喜んだあきらくんは，次々とスクィグルを仕上げた。②私のスクィグルを，彼は「ゾウさん」にした（図5-3）。③彼のスクィグルを，私は〈ヘビ〉にした（図5-4）。④私のスクィグルを，彼は「ウサギ」にした（図5-5）。⑤彼のスクィグルを，私は〈カメ〉にした（図5-6）。⑥6枚目のスクィグルから何も思いつかなかったので，宿題にして6枚で物語をつくるように，お母さんは彼のお話を聞いてあげてくださいと伝えた。

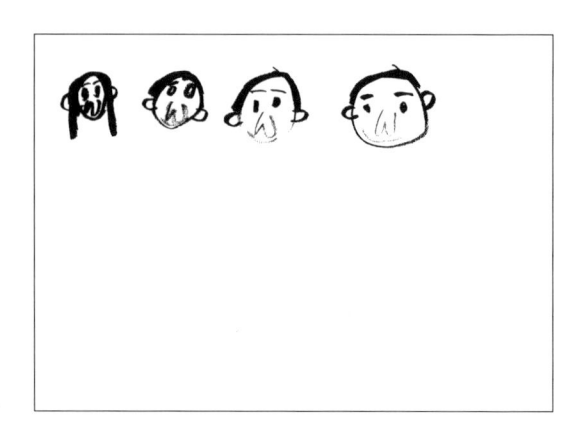

図 5-1

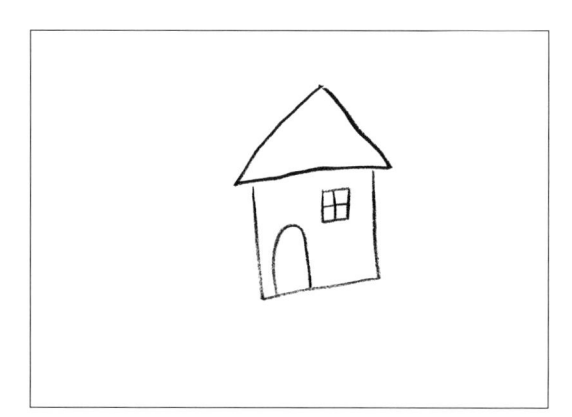

図 5-2

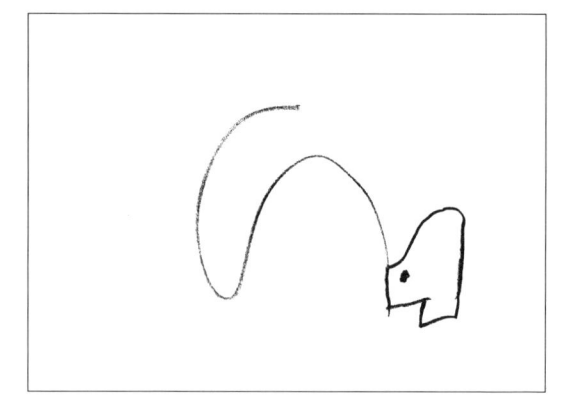

図 5-3

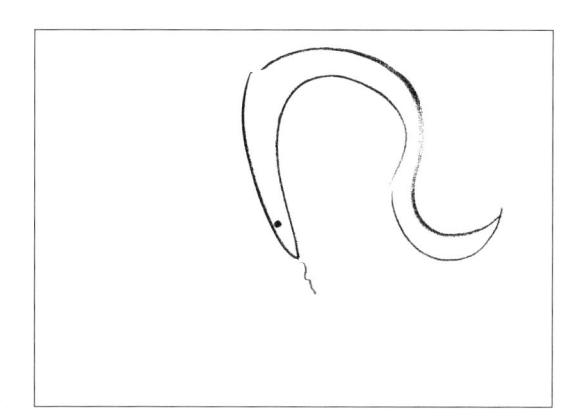

図 5-4

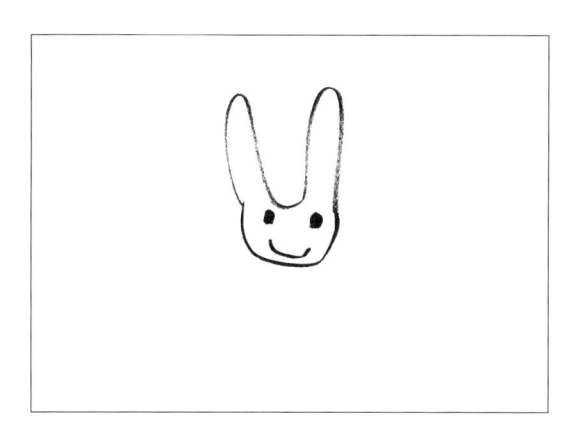

図 5-5

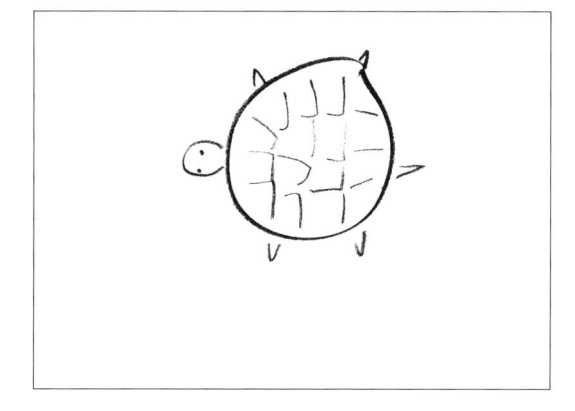

図 5-6

第2章 子どもの描きたいもの，話したいこと　47

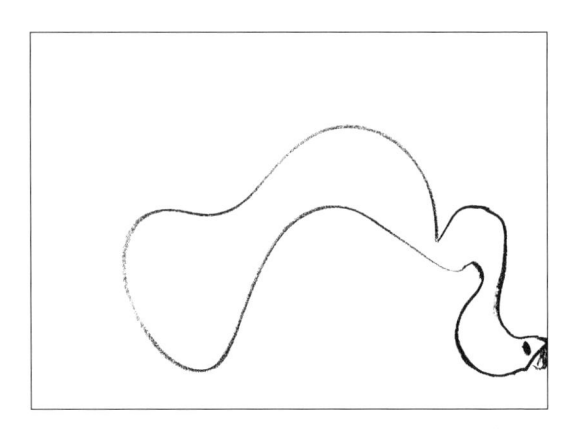

図 5-7

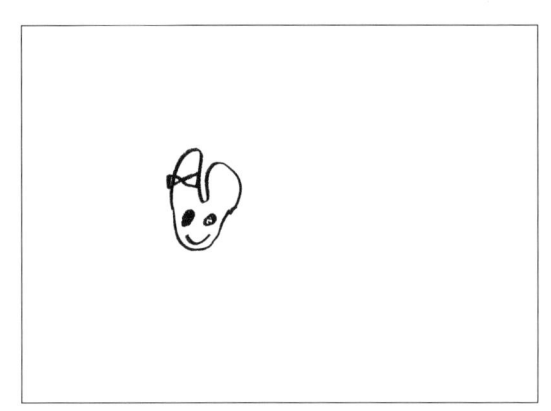

図 5-8

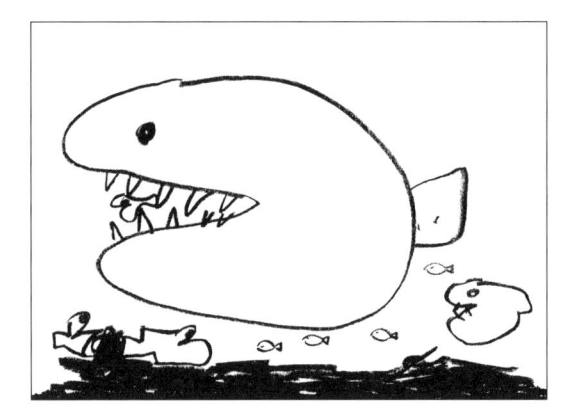

図 5-9

【3回目】

　にこにこしながら受診。ずっと元気だった。ごはんもたくさん食べるようになったし，幼稚園にも元気で通っているという。ただ今日はスイミングがあるので，朝起きて行きたくないといって2, 3分泣いた。母親が「赤ちゃんのときはお母さんのお腹のなかの水のなかにいたのね。頑張って」と言うと，元気に出かけた。あきらくんはことのほか水がこわいのだ。宿題の物語は最初わかんない，わかんないといっていたが，母親が「この家にはだれがいるのかな？」と水を向けると，すらすらと話したそうだ。［6枚目を「ヘビ」（図5-7）に仕上げて，さらに「ウサギの赤ちゃん」（図5-8）をつけ加えた］「（この家のなかには）おとうさん，おかあさん，そして子ども，赤ちゃんがいます。ゾウさんが動物園にいました。ヘビが食べ物をさがしています。そしてウサギはぴょんぴょんとんでいます。ウサギの赤ちゃんはどうしているのかなあ……。動物園にいます。カメは海のなかにもぐっています。海は広いです」。あきらくんはカメを見て「これ僕」と言った。やがて，お話しづくりに疲れたあきらくんは自由画を描き始めた。青いクレヨンを手にとって，力強い海を描き，それから大きなクジラを描いた（図5-9）。そのクジラにはサメのような大きな口と歯がついていたが，その顔は微笑んでいた。そして，「クジラ，小さい魚食べるよ。海食べている。海のんでいる」ということばがなんともいえず詩的であった。

【4回目】

　母親と交わした9枚のスクィグル・ゲームを前に話し合った。9枚目に描いたドラゴンがガオーッと怒っている，それは自分だと言ったので，母親が「目覚めたんだ。カメからドラゴンになった」と驚いた。次いで「ここ1週間，要求をはっきり言うようになった。生き生きとしている，わがままになった」と語られた。

【5回目】

「何か描きたいなあ，変身させたいなあ」というので，さっそくスクィグル・ゲームに入るが，私の方が行き詰まってしまって，母親にバトンタッチする。

【6回目】

絵のなかに空想の変身マシーンが多く見られるようになった。こわかった海にも喜んで入るようになった。ここ1カ月でずいぶん成長したと母親は語った。

　あきらくんの無意識が家族画のなかに表わされ，母親がそれを言語化することで，あきらくんが抱いている家族イメージが明確化された。初回面接でのとりとめもないやりとりから，家が1軒と動物が6匹描かれた。あきらくんは動物の一つひとつを家族になぞらえ，お話をつくった。お父さんはウサギ，お母さんはゾウ，あきらくんはカメ，妹はウサギの赤ちゃん，祖父母はヘビという具合に。「お話をつくるなんて疲れるなー，絵を描く方がいいな」とぼやいていたあきらくんが，お母さんに上手に励まされ，一編の詩を紡ぎだした。断片的で脈絡もないスクィグルの絵から，一つのまとまりをもった流れが生みだされ，一つの家族の物語が語られた。物語を再構成することで，混とんとした世界にまとまりが与えられ，より適応しやすいものになったと思われる。イメージを媒介としたコミュニケーションは子どもに容易に感受され，子どもは安心して自分を表現することができた。絵のなかで自己表現し，さらには言語化していったことで，現実を整理し再構成しえたと思われる。

［6］　だいすけくん

　12歳10カ月，男児。腹痛，頭痛，不登校。

【初回面接】

　半月前より，腹痛，頭痛のため学校を休みがちとなった。診察上異常がなく，精神的なものが疑われ，紹介受診した。母親と本人の双方に，〈一番困っていることは何？〉と尋ねると，母親は「腹痛，頭痛」と答え，だいすけくんは「勉強の結果」とはっきり口に出して言った。中学生になって初めてのテストの結果が芳しくなく，だいすけくんは少しばかり後ろ向きになっていたのだ。年齢からいって絵を描くのはどうかなと思いつつも，〈絵を描くゲームをしよう〉と誘ってみたところ，さっそく黒色のクレヨンを手にとった。私は思わず黄色のクレヨンを選んで，〈黒色と黄色は反対の色ね〉と言った。母親に退室してもらい，スクィグル・ゲームを始める。①〈なんでもいいからめちゃくちゃ描きしてごらん〉と言うと，彼はほんとうにめちゃくちゃに描いた。私は〈鳥に見えるね〉と言って，苦心しながら足の大きな鳥に変えた。描きながら心のなかで，足を大きく描くのは男の子の描き方なのに，と思っていた（図6-1）。②私のスクィグルを彼はあちらこちらから眺めて，何も描き加えず「8」とだけ言った（図6-2）。たしかに8の形をしていた。〈8って，どういう意味があるの？〉と問うと，「自分の生まれた月だから」と答える。〈ああ，8月生まれなのね。8って，末広がりなのよ〉と声をかけ末広がりの説明をすると，「よくわかる」と大きくうなずく。〈どうして？〉と尋ねると，同じく8月生まれの父親が，若いころは苦労したけれど，その後成功して今は社長になっているという。③彼のスクィグルを，私は〈倒れてもすぐ起き上がるおきあがりこぼし〉に変え，赤ちゃんのおもちゃだと説明をすると，彼は「だるま」だと主張する（図6-3）。④私のスクィグルを見て，また何も描き加えず，ただ「人の耳」と言った（図6-4）。思春期になると，めちゃめちゃ描きはいいけれど，自分から何か意味のある絵を描くのはいやなのだ，ということがだんだんわかってきた。そういえば，家族の目に頓着することなく食卓で絵を描いていた子どもたちも，大きくなると自分の部屋に閉じこもって絵を描くようになる。ディ・レオ（1977）[5]は，子どもたちのなかに批判精神が育つためだ

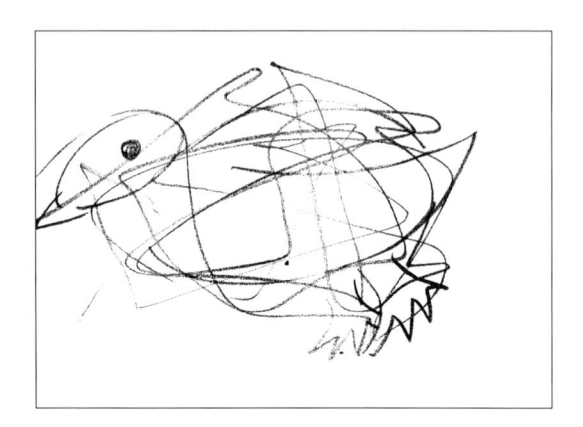

図 6-1

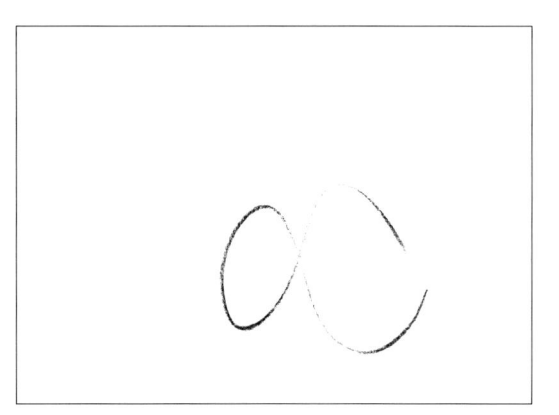

図 6-2

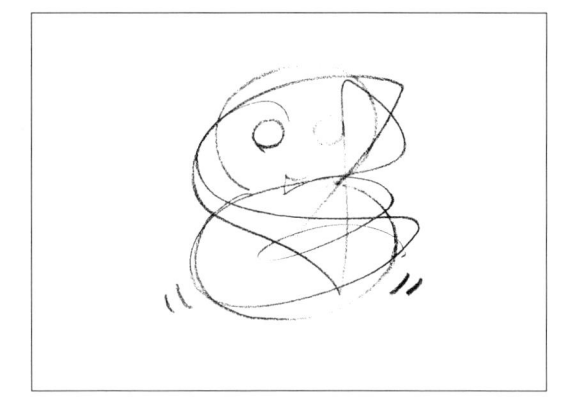

図 6-3

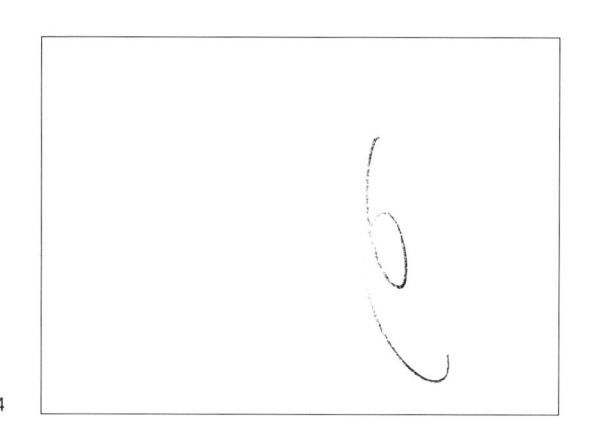

図 6-4

といっている。〈この耳から何を聞くの?〉と問うと、「耳の穴がないから何も聞こえない」と答える。驚いて、〈どうして穴がないのだろう?〉と尋ねると、「おれのように勉強のことは耳に入らないようになっている。……少しは入る可能性もある」と言う。さらに「耳に入ることもあるけど、別のことを考えている。勉強をしろといわれるのがうるさい。勉強しない自分が悪いのだけど」と言う。「腹痛、頭痛が出る前は、1, 2時間勉強したりしなかったり。腹痛、頭痛が出るようになってからは、する気もなくなった」〈今のところは、耳の穴がなくなっちゃったんだ〉「現にあるにはある。でももう閉鎖してしまった」〈どんなことだったら耳に入るの?〉「遊び系のこと。ビデオ、ゲーム、まんが」〈じゃあお父さんの趣味は?〉「ゴルフ。いっしょに打ちっ放しに行っている」と言う。

　時間も押し迫り、〈さて対策は?〉と問うと、「全然わからない」と答える。そこで治療者から〈学校は半日、テレビゲームは中止、塾はお休み〉と提案し、次回の予約をした。

　その後腹痛、頭痛はすっかりなくなり、自分から積極的に解決案を打ちだすようになった。心身症という形で葛藤を回避していただいすけくんが、絵のなかで悩みを打ち明け、みずからの問題に直面することができるようになった。だいすけくんは今、父親の存在をより身近に感じながら、登校を再開している。

子どもも中学生になると，特に男の子は自分から絵を描きたがらなくなる。めちゃめちゃ描きだとスムーズに入れるのに，絵を仕上げる段になると，とたんに批判精神が頭をのぞかせる。他者に対しても自分に対しても，小学生のときのように無邪気になれないのだ。思春期に入っただいすけくんは，自分探しの旅の緒についたように思われた。

［7］　さちこちゃん

　14歳5カ月，女子。体重減少。
　1カ月前より食事がとれなくなり，体重が5kg減少した。美術部の部長をつとめているとのことで，さっそくスクィグル・ゲームに誘ってみた。

【初回面接】
　①さちこちゃんは青色のクレヨン，私は黄緑色のクレヨンをとり，私のスクィグルを，彼女は「心の岸壁」にした（図7-1）。私にはそそり立つ断崖絶壁に見えた。彼女はかなりな時間をかけて青色のクレヨンで繰り返し繰り返し塗りこめ，立体感を出した。過度の陰影づけが不安の表われなのか，技巧なのか不明である。ともあれ，技術的にも美的にも高度な作品だったので，私は感嘆の声をあげた。手を動かしながら彼女はえんえんと，不幸な主人公を助ける夢の話をしてくれた。②彼女のスクィグルを私は「巻き貝」にした（図7-2）。〈巻き貝に耳をあてたら何か聞こえる？〉と尋ねると，彼女は10歳のころ海に行って巻き貝をとった話をしてくれた。③私のスクィグルを彼女は「クレープ」にした（図7-3）。おいしそうなクレープだった。④彼女のスクィグルを，私は「たこ揚げの凧」にした（図7-4）。「どれだけ純粋に描けるか」と，彼女は問うでもなくつぶやいた。私は「純粋に描く」ということの意味がわからず，「純粋に生きる」ことだと解釈した。⑤私のスクィグルを彼女は「カミナリ」にした（図7-5）。雲間をついてカミナリが走る情景だった。そして，「ぎりぎりになっても薬は飲みたくない」と語った。自力でなおしたいと言う。

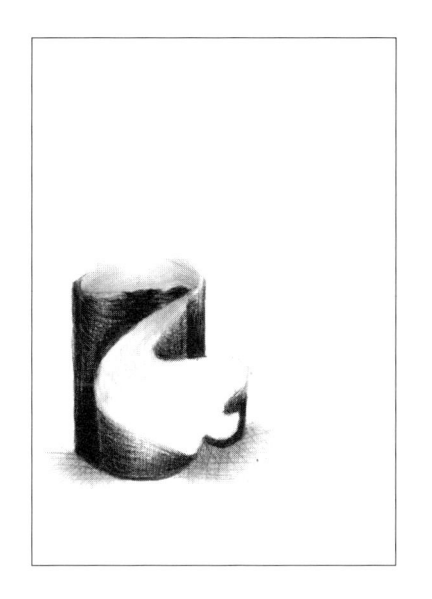

図 7-1

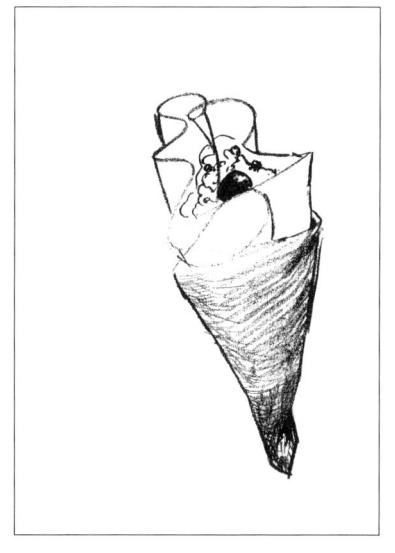

図 7-3

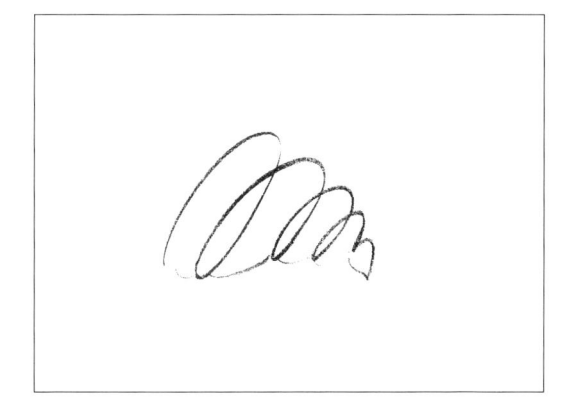

図 7-2

第 2 章 子どもの描きたいもの，話したいこと 55

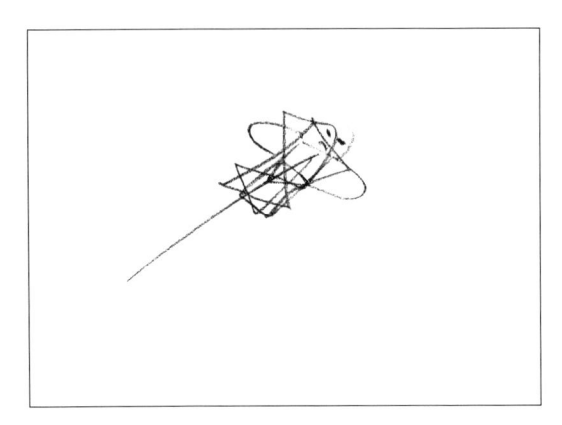

図 7-4

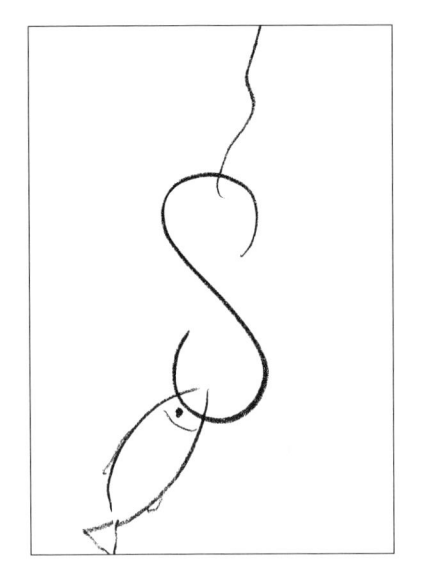

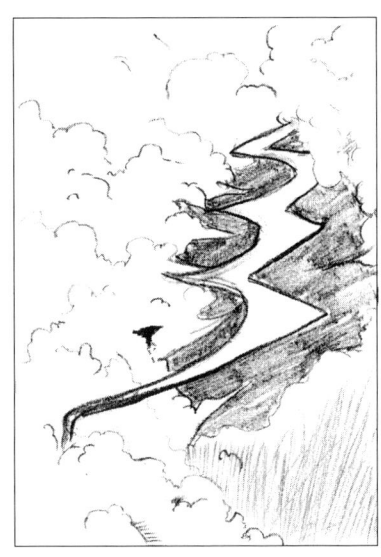

図 7-5

図 7-6

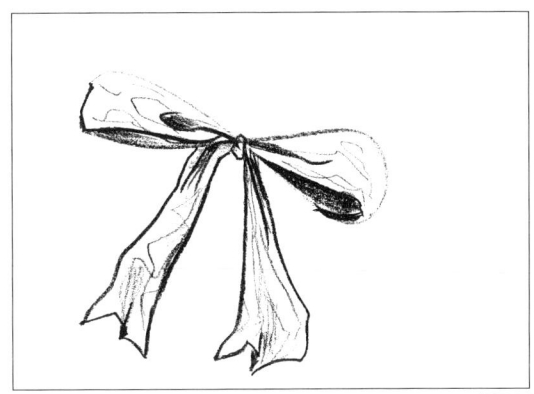

図 7-7

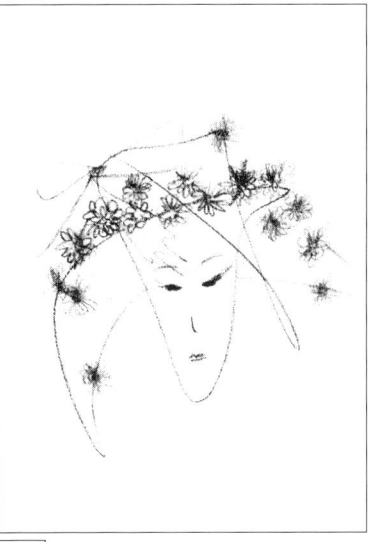

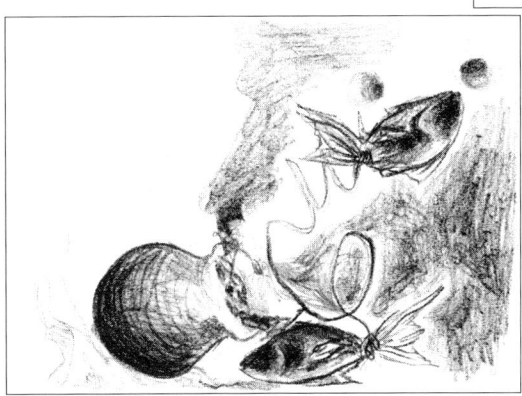

図 7-8

図 7-9

第 2 章　子どもの描きたいもの，話したいこと　　57

【2回目】

　さらに体重は減少していた。ほとんど食べていないのに，本人は元気になったという。そして，かなり元気なのになんで見過ごしてくれないのだろうと文句を言った。

　彼女は青色，私は桃色のクレヨンをとり，スクィグル・ゲーム。①彼女のスクィグルを，私は「釣り針にかかった魚」にした（図7-6）。しかし，もがき苦しむ魚ではなく，記号のような魚しか描けなかった。②私のスクィグルを彼女は「リボン」にした（図7-7）。そして，青いリボンは不幸になると話してくれた。蝶結びのひもを抑圧の象徴とみなしたウィニコット（1971）[58]の面接場面が思い出された。③彼女のスクィグルを私は「ゴージャスな帽子をかぶった貴婦人」にした（図7-8）。退廃的で装飾的な帽子は，彼女のいう「純粋に描く」ことの対極にあるような気がした。④私のスクィグルを，彼女は「魚座」にした（図7-9）。ひもでつながれた魚が2匹，もんどりうっていた。そして，魚座と双子座の悲しい神話について，時間をかけて絵本を読むように話してくれた。治療者はしみじみとした思いのなかで，ただうなずくばかりであった。

　さて，体重の話に戻ると，彼女はほどよく放っておいてほしいと言う。さらには，「原因をどうにかしないと……」と言う。私は，原因があったとしても原因を解決するには時間がかかるだろうということ，思考力の落ちた今の状態で原因が解決されるかどうかおぼつかないこと，このままいくとそれまでに餓死する危険もあることを伝えた。そして，体重を増やすことの必要性を真摯に説いた。

　その後，いやだった薬も服用し点滴も始めて，徐々に体重を増やしていった。今ではすっかり元気で，好きな絵を描き続けているという。

　さちこちゃんは，技術的に高度な作品を完成させた。スクィグル・ゲームといえども，実際に絵を描いてみると，私などなかなか思うように描けず不全感

にさいなまれることもしばしばである。そんなとき，上手下手は関係ないから，と原則をつぶやく。アートセラピーでは，作品の出来栄えを問わないという姿勢があるからである。でも，さちこちゃんの絵を見ていると，やはり良いものは良いのである。見るものを感動させずにはおかないだろう。優れた作品は何か不完全な部分を少しばかり残しておいて，見るもののさまざまな意図を引きだすという。断崖の絵を，魚座の絵を見ながら私たちは，さまざまな思いがかきたてられる。絵であれ文章であれ音楽であれ，自分の思うように自己表現でき，他者の心をも動かすとしたら，それはその子の生きる力だと思う。

　さちこちゃんの場合，絵を描いたことが治癒に結びついたとは思えない。彼女のいうように自力でなおしたのである。しかし，絵を描いたことがなんらかのきっかけに，たぶん悪循環を切るための契機になっていたのではないかと思う。

＊　＊　＊　＊　＊

　スクィグル・ゲームは，意味のないスクィグルから何か意味のあるものを見いだし，絵を完成させるやりとりです。何もないところから何かを見いだすのですから，創造性のゲームだといえば，そうともいえます。また，連想を巡らしたり，想像力を働かせたりしますので，精神分析でいう自由連想に近いのかもしれません。いずれにしろ，子どもたちはそれまでの個人的な経験のどこからか何かを動員して，絵を描きます。わずか数年の経験をもとに，一つの絵をまとめ上げるのです。スミス（1993）[50]は，「子どもは，世界を理解するのはたいへん複雑であると思っており，また，どうにかしてこのような不思議さを表現したいと感じている」と述べています。自己とも非自己とも区別のつかない曖昧模糊とした世界……。小さな赤ん坊にとって，世界はベールに包まれ，理解が及ばないからこそ，不安をかもします。絵を描くことは，自分のまわりの世界を意味づけ，整理することです。見えにくいものを見えやすくするために，子どもは描いたり話したりするのです。見えやすくなると，不安に脅かされることもなくなるでしょう。

　診察室に入るたびに大泣きしていた赤ん坊が，いつのまにか自分で服をまく

り上げたり，口を大きく開けるようになるのも，診察場面が理解できるようになるからです。母親の役割の一つは，子どもが理解しやすいように，子どものまわりの世界を具体的に提示することです。母親は子どもが興味を示した物事にことばを吹き込み，意味を与えたりもします。治療者の役割も同じです。診察室を訪れる子どもたちは多かれ少なかれ混乱しています。子どもたちが絵を描いて，自分をとりまく世界の意味を創造することにこそ，治療的な真価があります。子どもが描きたいものを描き，話したいことを話し，治療者がその意味を共有するとき，ベールが一枚一枚とりはらわれることでしょう。子どもにとって世界は見えやすいものになるはずです。

さらにスミスは，「もしイメージが具体的，個人的に意味をもった経験によってつくられないとすると，それは意味するものを表現する点では弱いものとなってしまう」と述べています。当の子どもの個人的な経験がどれほど豊かで生き生きとしたものであったかが，子どもの持ち札の豊かさにつながります。ピカソは語っています。「私はいつでも究極的な在り方を求めている。その在り方とは，人が物をどう見るかにかかっている。緑色の鸚鵡は同時にまた緑のサラダであり，しかも緑色の鸚鵡である。鸚鵡にだけしか見られない人はその実在を減らしていることとなる」木島（1998）[18]。緑色の鸚鵡から緑色のサラダを連想するには，緑色の鸚鵡とサラダに身近に接した経験が必要になります。芸術家のことばを子どもに敷延するのは飛躍ですが，子どもの創造性とか想像力は，つまるところ，それまでの経験の豊かさに裏打ちされているように思えてなりません。ついでに言えば，他者と共有できる経験であり，価値観であるからこそ治療的なのです。不思議なことに，たいていの子どもは，装いも新たな世界を臆することなく展げて見せてくれます。創造の源泉の豊かさが彷彿とされるような流れです。もし，スクィグル・ゲームにおいてテレビのキャラクターしか描けない子どもがいたら，やはり生き延びる力においても生の喜びにおいても，ハンディをもっているとしか言い様がないのです。子どもたちの絵を手にとるたびに，生の体験がどれほど子どもの宝になるか，その子どもの自己治癒力に結びつくかということに気づかされます。

絵のなかの知性化について

「精神療法とは二つの遊びの領域を，患者の領域と治療者の領域とを，重ね合わせることである。もし，治療者が遊べないとしたら，その人は精神療法に適していないのである。そして，もし患者が遊べないならば，患者を遊べるようにする何かがまず必要であり，その後に精神療法が始められるのである。遊ぶことがなぜ必須なのかという理由は，遊ぶことにおいてこそ患者が創造的になっていくからである」と，ウィニコット（1971）[57]は語っています。ウィニコットのいう「遊び」を理解するには，赤ん坊がどんなふうに移行対象を使用するかを思い起こすとよいでしょう。子どもがタオルを握りしめ指をしゃぶるとき，赤ん坊のにおいのしみついたタオルは赤ん坊自身であると同時に，柔らかな肌触りの母親でもあり，母子一体の象徴となります。子どもは，内的現実でも外的現実でもない錯覚の中間領域で遊んでいるのです。ぬいぐるみのクマにお布団をかけて寝かしつけている女の子は，みずから赤ん坊になったり母親になったりして遊んでいます。絵を描くときも，ああでもないこうでもないと何度も消しては描き，消しては描きながら，子どもは一つのイメージにたどり着きます。既成の枠を取り払い，子どもが自由にのびのびと自分を出して遊べるような設定（setting）を用意するのが，治療の第一歩であると思われます。

一方，知性化（intellectualization）とは，知的な体裁をとることで身を守ろうとする，一つの防衛（外界の種々の圧力に対して種々の手段を用いて自己を守ること，またはその心のはたらき）であり，昇華（心的エネルギーが，文化的・社会的に有用で，より創造的な目的のために振り向けられるもの）です。子どもが勉強に身を入れ，学校での自分の居場所を確保しようとするのも一つの知性化です。知性化は錯覚ではなく，現実に根差したものです。ですから，想像の余地はありません。

本来遊びであるはずのスクィグル・ゲームのなかにも，知性化がみられることがあります。

第2章　子どもの描きたいもの，話したいこと

[8] まゆみちゃん

7歳4カ月，女児。1カ月前から，朝になると腹痛，頭痛を訴えるようになったため，学校の先生より紹介され受診。

【初回面接】

母親に伴われ入室したまゆみちゃんは硬い表情で黙りこくっている。〈あなたが困っていることは何？〉と尋ねても，困惑した面持ちで首を右に左にかしげるばかり。さっそくスクィグル・ゲームに入る。桃色のクレヨンをとったまゆみちゃんは，私が黄緑色のクレヨンを選んだのを見て，こくりこくりうなずく。①彼女のめちゃくちゃなスクィグルを，私は〈ピンクのネコちゃん〉にした（図8-1）。ネコの顔が仕上がると，彼女はニコニコうなずきながら賛同の意を表明してくれた。②私のふにゃふにゃしたスクィグルを，彼女は大きなおなかの「タヌキ」にした（図8-2）。〈大きなおなかだね。あなたの描いた絵について何かお話ししてちょうだい〉と問うと，「タヌキ描いたよ」と初めて小さな口を開いた。〈タヌキのおなかはどうしてこんなに大きいの？〉と尋ねると，「……ぽんぽんって音がする」と答える。〈じゃあ，あなたのおなかは？〉と彼女のおなかに手をやると，「小さい」とうなずいた。③彼女のスクィグルを，〈パンに見えるけど……〉と言いながらどう仕上げようかと迷っていると，いち早く彼女が「カメさん」にした（図8-3）。彼女のイニシアティブを好ましく思った。④私のスクィグルにきれいに添わせて「お山」にした（図8-4）。私のスクィグルを彼女が利用したので，私が彼女のなかのどこかに位置づけられたという思いがした。⑤彼女は自分のスクィグルを自分で「お月さん」に変えた（図8-5）。お月見の季節は過ぎていたけど，タヌキ，山，月と続くと，なんだかタヌキの腹鼓が聞こえてくるようだった。⑥私のスクィグルを彼女は，「お山に木が生えているところ」にした（図8-6）。お山には，威勢のいいピンクの木々がにょきにょき梢を伸ばしていた。さっきの山はおとなしかった

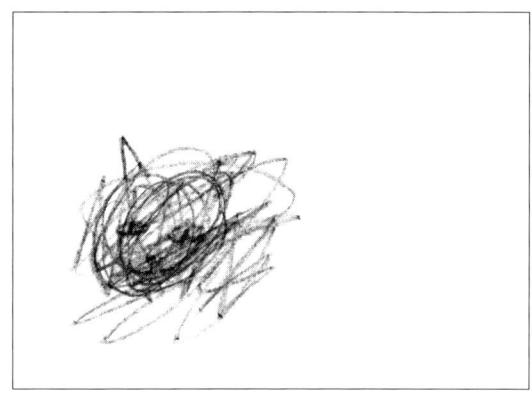

図 8-1

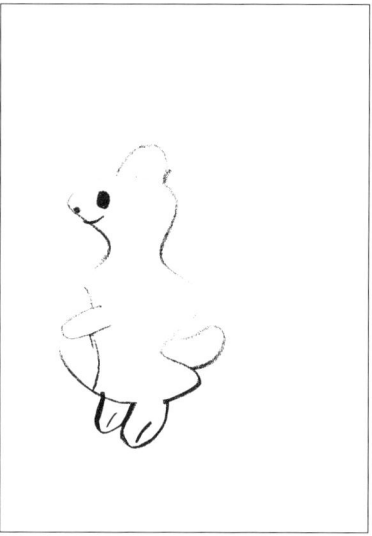

図 8-2

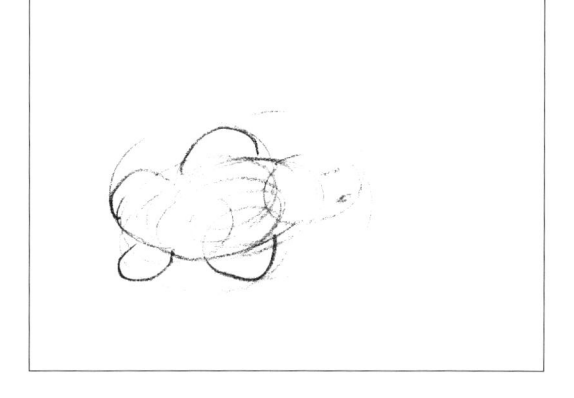

図 8-3

第2章　子どもの描きたいもの，話したいこと　63

図 8-4

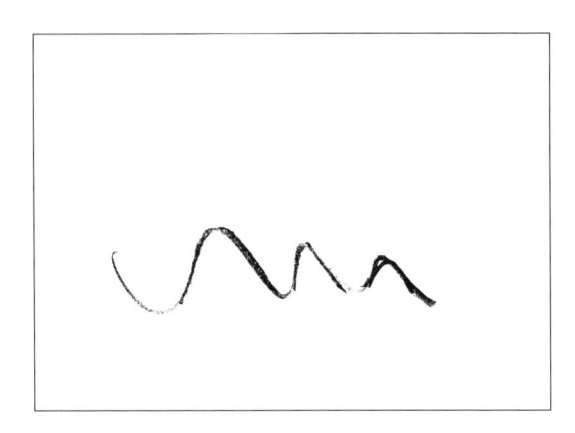

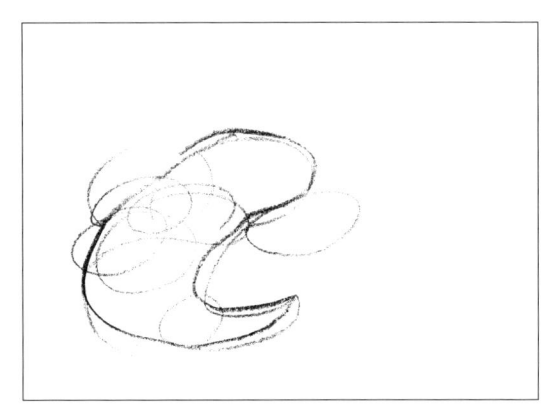

図 8-5

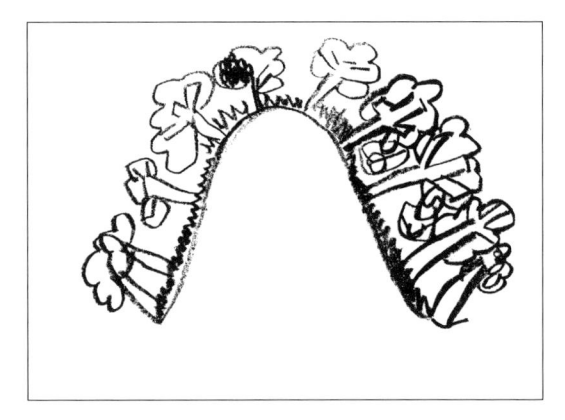

図 8-6

けれど，今度は元気はつらつとした山だった。やがて母親と私が，これまでの経緯について話し始めた。おなかが痛くなる1週間前に，母親が出張で初めて5日間家を空けたこと，母親の留守中にこれまで一度もなかった忘れ物をしてしまったこと，おなかが痛くなってから少し遅刻するようになったこと，などが語られた。まゆみちゃんはふたりの間でせわしなく手を動かしている。なんと一人二役でスクィグル・ゲームに興じているのであった。顔，お月さま，雪だるま，おもち，お山，パン，雲のドーナツ，ウサギさん，かみなり，羽のついたハート……。すでにまゆみちゃんは，自分の描きたいものを何でも見つけることも描くこともできるようになっていた。私はまゆみちゃんに向かって〈タヌキのおなかはこんなに大きいけど，あなたのおなかは小さいね。だからときどき痛くなるのね。でも大丈夫よ〉と，解釈のようなものを与えた。まゆみちゃんは黙ってうなずいていた。

【2回目】
　2度目の出張を明日に控え，朝起きの腹痛が消失しないため受診。スクィグル・ゲームに入る。①彼女は赤色，私は緑色のクレヨンをとって，彼女の元気のよいスクィグルを私は〈ミッキーマウス〉にした（図8-7）。目，鼻，口は彼女に描いてもらった。彼女は冬休みに，ディズニーランドに遊びにいくことになっていたのだ。②私のスクィグルを，彼女は「仲良し4人きょうだい」に仕上げた（図8-8）。彼女はひとりっ子だった。今朝は，制服を着るころになっておなかが痛いといって横になっていたという。③彼女のスクィグルを自分から「音符」にした（図8-9）。ピアノのレッスンを受けているという。いかにも楽しそうにダンスを踊っているような音符だったので，〈ピアノの音が聞こえてくるみたいね〉とコメントした。ピアノへの前向きな姿勢が伺われた。④私のスクィグルをまた「お山」にした（図8-10）。⑤彼女のスクィグルを私は，彼女の名前の頭文字にした。⑥最後に大きなお山のような「おにぎり」が完成した（図8-11）。おにぎりをほおばることができるくらいに回復したと思われた。

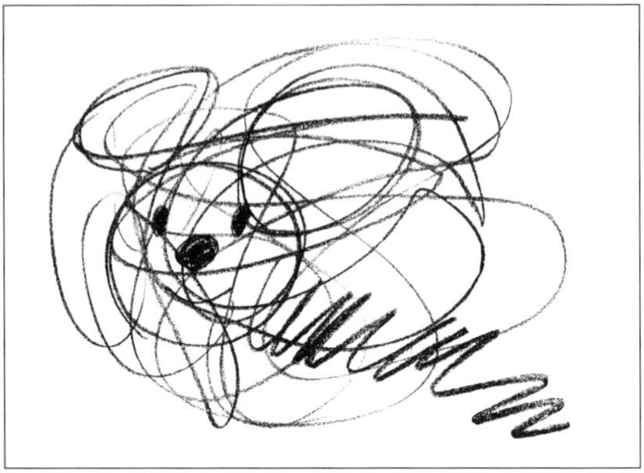

図 8-7

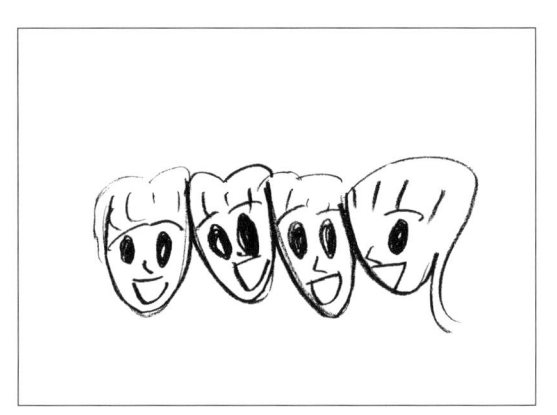

図 8-8

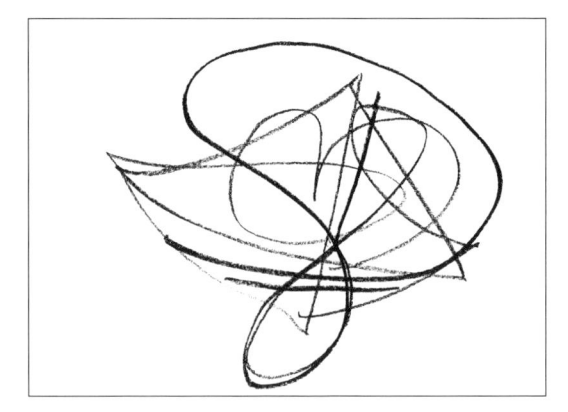

図 8-9

図 8-10

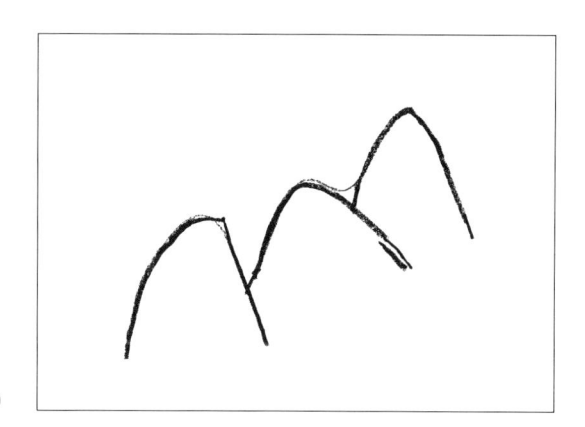

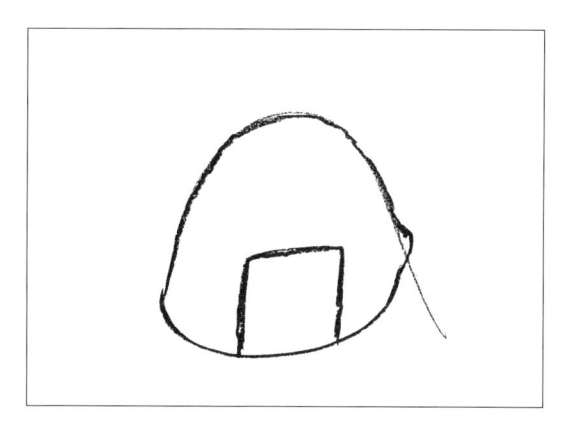

図 8-11

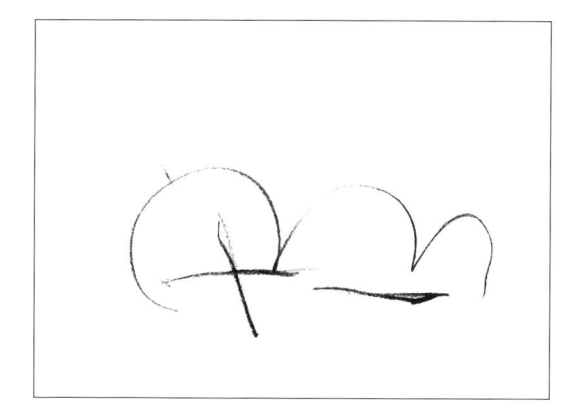

図 8-12

第2章　子どもの描きたいもの，話したいこと　67

【3回目】

　前回以来，腹痛もなく，元気で登校している。2度目の出張のときは何も問題がなかった，と報告された。スクィグル・ゲームに入る。①まゆみちゃんは黄色，私は桃色のクレヨンをとり，彼女のスクィグルを私は〈お子様ランチ〉にした。②私のスクィグルを彼女は，「お天気のときの雲」にした。③3枚目で彼女は，自分の雲のようなスクィグルから直ちに連想がわいたようで，自分で「たし算と引き算」にした（図8-12）。〈算数が得意なのね？〉と尋ねると，「ウン」と答える。宿題もさっさとすませ，今では朝早くから登校しているという。④私のスクィグルを彼女はそのままなぞって，数字の「8」にした（図8-13）。勉強への前向きな姿勢が語られた。絵の種類も変わってきたような印象を受けた。⑤彼女のスクィグルから数字が連想されたが，あまり勉強のことばかり続くのもどうかと思われ，〈先生はへそ曲がりだから〉と断って，わざと〈双子のチョウチョウ〉にした（図8-14）。⑥私のスクィグルを彼女は「砂時計」にした（図8-15）。「もう時間よ」と，面接の終結を示唆しているように思われた。⑦彼女のスクィグルをやはり自分から「英語のp」にした（図8-16）。英語は自分で覚えたという。私はがっかりして，〈なんだか今日は勉強シリーズだね〉とコメントした。⑧私のスクィグルをすばやく彼女は「＝（イコール）」にした（図8-17）。勉強シリーズを面白がっている様子だった。⑨彼女のスクィグルを，私はひらがなの〈さ〉にした（図8-18）。⑩私の遊びのあるスクィグルを，彼女は算数の「○」にした（図8-19）。⑪彼女のスクィグルを，私は〈波打ち際〉にした（図8-20）。タゴールの句「限りなき世界の海辺で子どもらが遊ぶ」がふと思い出された。それは『遊ぶことと現実』(1971)[57]のなかで引用されていた。「私はフロイディアンになって間もなく，その句が何を意味しているかがわかった。海と浜辺は男と女の限りない交わりを表わしており，子どもはこの結合から生まれ，成人や大人になるまでのつかのまの時をすごす。そして私は，無意識的象徴性を学んでからは，海は母であり，子どもは海辺に生み落とされるのだと知った。赤ん坊は海から浮かび上

図 8-13

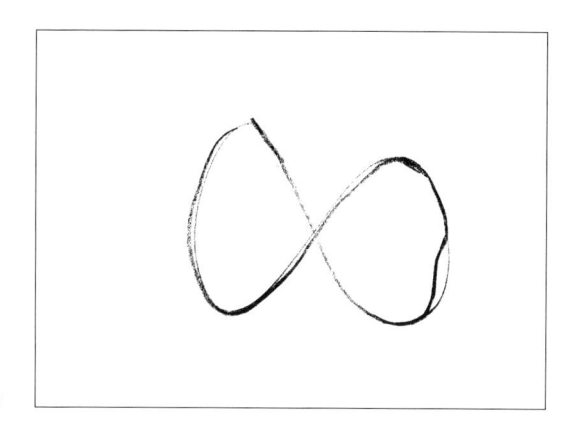

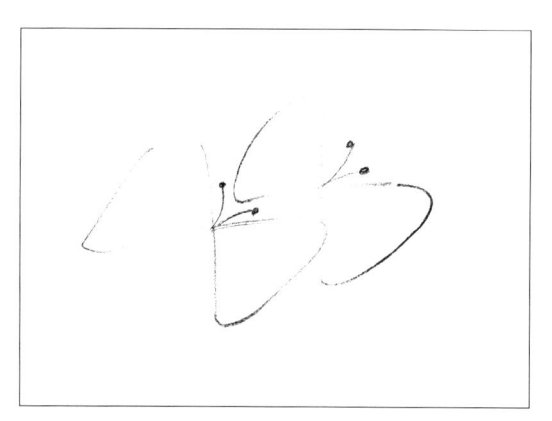

図 8-14

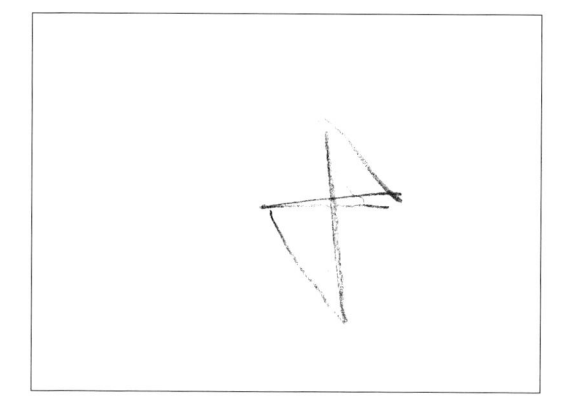

図 8-15

第2章　子どもの描きたいもの，話したいこと

図 8-16

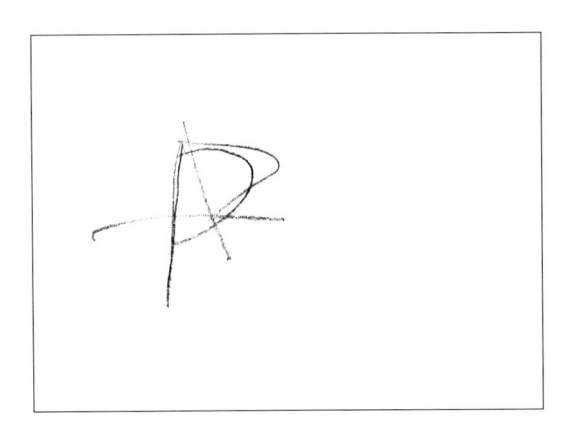

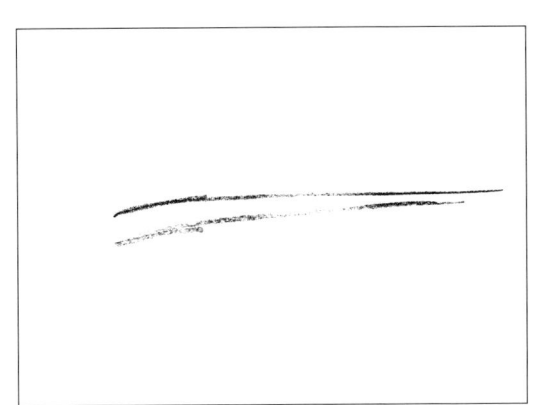

図 8-17

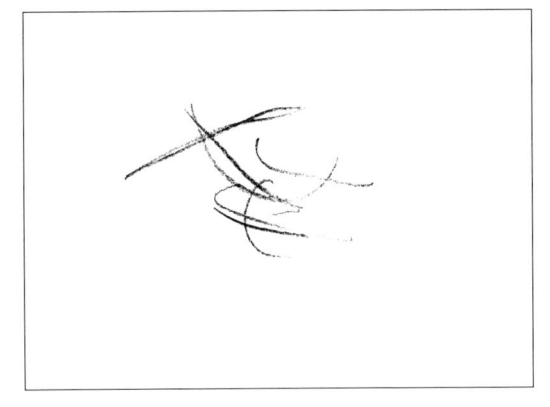

図 8-18

図 8-19

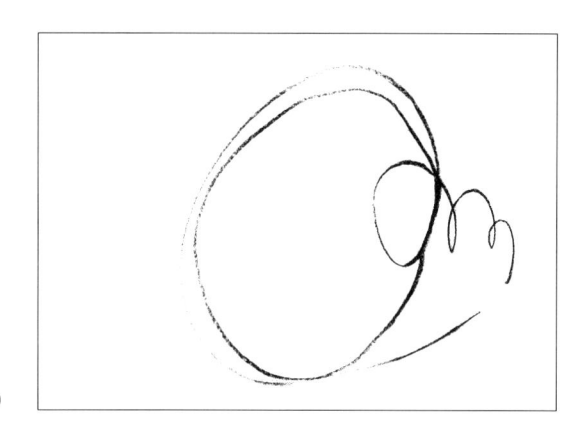

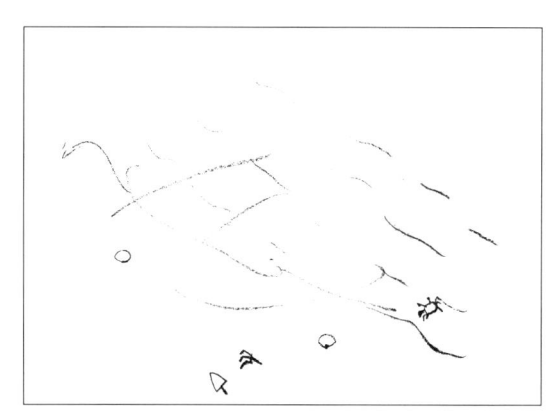

図 8-20

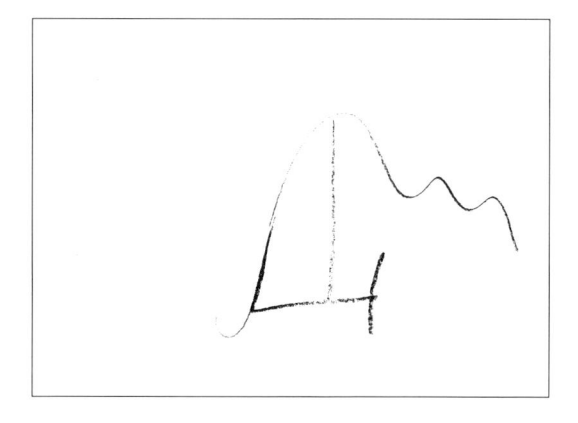

図 8-21

第2章 子どもの描きたいもの，話したいこと

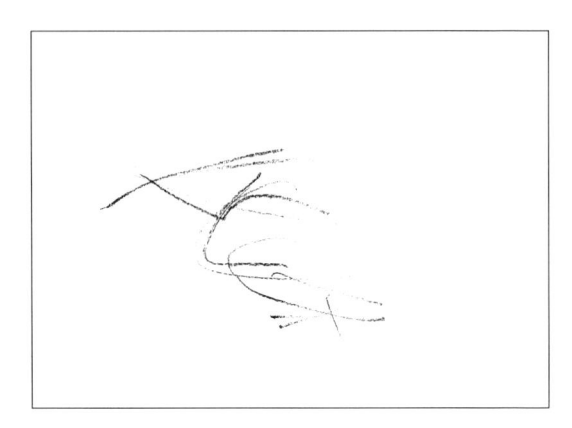

図 8-22

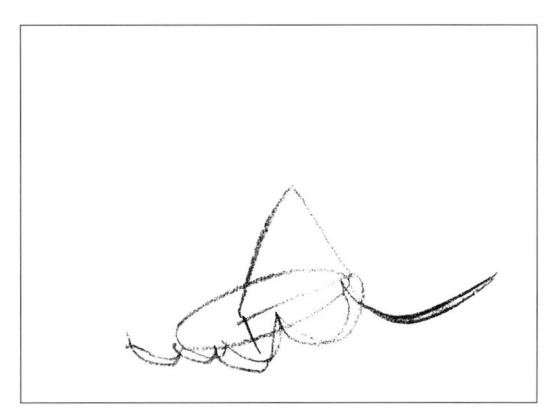

図 8-23

り，鯨から吐き出されたヨナのように，陸にうちあげられる。このようにして，海辺は母の身体であったが，子どもが生まれた後には母親といまや生きる力を備えた赤ん坊は互いに知り始める」。⑫私のスクィグルを，彼女は漢字の「山」にした（図 8-21）。山は父親を象徴しているように思われた。彼女のスクィグルを，⑬私はひらがなの〈を〉にした（図 8-22）。⑭私のスクィグルを，彼女は「海に浮かぶボート」にした（図 8-23）。文字通り「波打ち際」にやっと応えてくれたような気がした。

　最後に私から，〈お友達としっかり遊んだから，勉強がなつかしくなったのね〉と感想を述べた。

＊　＊　＊　＊　＊

　まゆみちゃんとの 3 回目のスクィグル・ゲームは，前 2 回のものとは様相が異なり，勉強のことばかりです。密かに私はあわてました。勉強は遊びから離れるものですから。なんとか興味を勉強以外のことに振り向けようとする治療者側の努力が，やりとりの端々ににじみ出ています。スクィグル・ゲームって，絵を媒介に子どもと治療者が想像をめぐらせ，楽しく遊ぶことでしょう，遊びながら子どもは自己治癒していくものと思い込んでいましたので，勉強のテーマが続くと，心から遊べていないのではないかと心配してしまいました。私のなかで，勉強は遊びから分離され，対極にあったのです……。

　釈然としないまま，それでもまゆみちゃんは治療開始後 1 カ月もたたないうちに回復し，元気に学校へと巣立っていきました。

　やがて，子どもにとっての遊びの意味するものと大人のそれとは区別する必要性がありそうだということが，おぼろげながらわかってきました。エリクソン（Erikson, 1959）[8] は，「おとなはレクリエーションのために遊ぶ。……働くものだけが遊べるのであって，そのときはじめて彼は自分の競争心を本当に弛緩させることができる」と述べています。すなわち，大人は「ゆとり」を求めて遊ぶのであり，遊ぶことと仕事をすることが分離されています。遊ぶことは，仕事と仕事のあいだに潜む隠れ場のようです。

　さらにエリクソンは，子どもの遊びについてこう語っています。「子どもの遊びはレクリエーションではない。……遊んでいる子どもは『現実の支配』（real mastery）という新しい段階に向かって前進しているのである」。ウォルトマン（Woltmann）（Haworth, 1964）[15] は，フロイトのことばを引用し，子どもとその遊戯活動に対するフロイトの直感的洞察を評価しています。「子どもがもっとも好み，もっとも熱中する仕事は遊びである。子どもは遊ぶとき，みんな想像にとむ作家のようにふるまい，自分自身の世界をつくりだしている。もっと正確にいえば，子どもは自分にもっとも愉しいように世界の事物を配列し整理している，といってよいであろう。だからといって，子どもは，

自分の世界を不真面目に考えているというのはあたらない。むしろ，事実はその反対で，非常に真面目に遊んでいるのであり，莫大な情動を遊びについやしているのである。遊びの反対にあるのは，真面目な仕事ではなく現実である」（「詩人と白昼夢との関係」Freud, 1908）。

　遊ぶことで子どもは現実を支配し，次なる発達段階へと歩を進めます。遊ぶことは子どもの発達そのものです。まゆみちゃんとのスクィグル・ゲームのなかで勉強のテーマが続いたのは，どこかで途切れていた学校との赤い糸がつながり始めた，ということだったのだのかもしれません。エリクソン（Evans, 1967）[10)]は，潜伏期の子どもには，自分が生まれた文化・社会のなかでの，いわば基本的文法と基本的技術を学びたい，知りたいという願望があるといいます。「子どもを過去から引きはなし，その家族から外へ出してやり，また，いっそう幅広い経験をさせてやろうとする力」が「退行への引力」に打ち克つのです。

　まゆみちゃんの絵は，子どもの遊びについていろいろなことを教えてくれました。大人は，遊びと勉強を分離し，知性化を「遊べない」というふうに受け止めてしまうのです。そうではなく，絵のなかで知性化を表現することで，子どもは「知性化という防衛をまとい」，学舎である学校を再構成しているのかもしれません。学校であった何か困ったことについて，絵のなかで整理し，勉強への動機づけを見つけようとしているのかもしれません。遊ぶことや絵を描くことが癒しに結びつくのは，意味が創造されるからです。子どもがあれこれ思いをめぐらせながら絵を描くことは，ことば遊びと同様遊びであり，想像をたくましくして絵を描くことで，自分や自分をとりまく世界の意味を創造しているのです。まゆみちゃんにとっては初めての忘れ物，しかも母親の留守中に起こった忘れ物が，学校での居場所をあいまいなものにしていたのでしょう。学校に背を向けていたまゆみちゃんは，スクィグル・ゲームのなかで遊ぶことによって，学校との関係をもう一度結び直していったようです。子どもたちの絵のなかに知性化が見られたら，学校という現実と折り合いをつけている姿です。遊べないのではなく，学校に対する気持ちを整理して，学校での居場所を

見つけようという一つの試みなのだということに気づき，評価しなければなりません。子どもにとって，遊ぶことも勉強も，いずれも「現実の支配」を目指しています。

　振り返って，こういう症例もありました。学校でも家でも優等生の子どもが，スクィグル・ゲームの初回から，数字やローマ字ばかりを描くのです。子どもが絵を描くことの真価が，現実を再構成し意味を創造することにあるとしたら，現在適応している現実ではなく，適応できないでいる現実の方が描かれてしかるべきです。スクィグル・ゲームのなかで困ったことが描かれた方がよいのです。そうでないと治療に結びつきません。遊びが，外的現実にしろ内的現実にしろ，何か困った現実とつながったときに治療的になりうる，と考えます。

第3章
好きな色のクレヨンをとって

用具について

「あなたの好きな色のクレヨンをとって」。スクィグル・ゲームは，こんなことばかけから始まります。目の前の12本のクレヨンからお気に入りの1本を選ぶのは，舞台の幕開きを告げる心躍る瞬間です。子どもたちはほとんどためらいもなく，誰にもお伺いを立てず，みずからの意志と主体性をもって1本のクレヨンを選びます。さっきのさっきまでシュンとしていた子どもが，得意になって1本を選ぶのです。

ウィニコットのスクィグル・ゲームを見学したアン・クレーシャー (1984)[4]は，「ペンシル」(pencile) と記載しています。小児科臨床でスクィグル・ゲームを活用したバーガー (Berger, 1980)[3]は，"a pencil-and-paper technique"と呼んでいます。ウィニコット自身はアダとの面接で，「アダと私はいっしょに，何枚かの紙と1本の鉛筆，そして数本のクレヨンの入った箱が置いてある，小さな机に向かいあって座った」と述べていますので，両刀使いだったのかなと思います。ただ，「私は消しゴムをもっていなかったので，もし，変だったら直していいんだよ，と言った」とありますので，消しゴムは使わなかったのでしょう。

要するに，クレヨンだって鉛筆だって構わないのです。遊びの名人である子どもにしたら，おなべだってフライパンだって，お箸だってお玉だって，格好の遊び道具なのですから。中井 (1982)[36]も，「Winnicottは鉛筆あるいは毛

筆を用いており，用具にあまり拘泥していない」とコメントしています。毛筆などというと，水墨画のように，子どもの自由な心の動きが 1 本の筆に託され，アイススケートさながらに紙の上をすべる様が目に浮かびます。スクィグル・ゲームで遊んでいるウィニコットには，どことなく，こだわりや決めつけ，思い込みを排除する姿勢が窺われます。

　私の場合は，遊び心のある太めの 12 色の水溶性クレヨンを常備しています（ついでに言えば，近くの生協で購入したごく普通のクレヨンなのですが，太めなのと，色の名前が「ももいろ」とか「だいだいいろ」とかレトロなところが気に入っています）。クレヨンのふたをパタンと開けると思わず子どもが身を乗り出してくるような，そんな雰囲気が大好きです。抱える環境（holding environment）が設定できるように，個々の治療者のやりやすいように用具を選択すればよいでしょう。

　かといって，「じゃあ水彩絵の具でもいいの」と問われると躊躇します。より情緒的，開放的になるので，ほんとうのめちゃくちゃになってしまい，相互性を保つには不適格なように思われます。鉛筆は硬いので，逆に知的，防衛的になるといわれています。ポスターペイントが使用されることもあるようですが，微妙な質感という点でクレヨンに劣ります。しかし，輪郭の明確な絵を描くことができるので，情緒的体験と対決することが困難な子どもたち，たとえばある種の強迫的な子どもたちに好まれることがあります。クレヨンで描けない子どもがいたら，ポスターペイントで，あるいは鉛筆で，というふうにいろいろ試してみることです。

　ランドガーテン（Landgarten, 1987）[24] は，媒体（mediun）（絵画なのか造形なのかコラージュなのか等々）には創造的な働きだけでなく，付加的な価値がある，と述べています。たとえば，媒体によって子どもの感情が活発になったり抑えられたり，自己表現の自由度が違ってきたり，さらには防衛がゆるめられたりするのです。用具も同様です。彼女は，コントロールしやすいかどうかによって，用具を 10 段階に分けています（図 3）。

　私事になりますが，わが家の子どもたちはレゴブロックが大好きでした。長

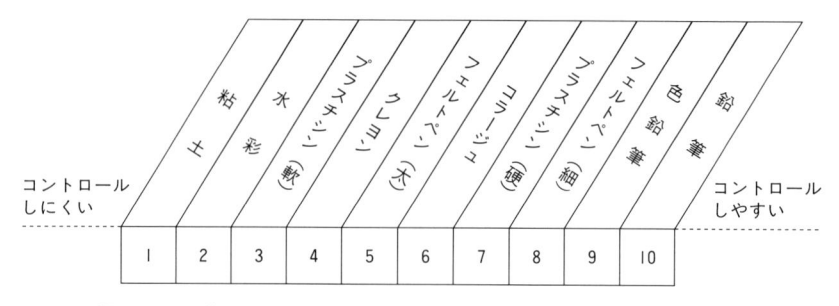

コントロールしにくい										コントロールしやすい
1	2	3	4	5	6	7	8	9	10	
土	粘土	水彩	プラスチシーン（軟）	クレヨン	フェルトペン（水）	コラージュ	プラスチシーン（硬）	フェルトペン（細）	色鉛筆	鉛筆

図3　用具と扱いやすさ（*Family Art Psychotherapy*, Helen B. Landgarten, 1987）

男のときは，細々としたブロックの一つひとつがすべて小さな直方体ないしは立方体でできていて，子どもはそれで人の頭部などの複雑な造作をみずからつくりあげていかなければなりませんでした。ところが10年を経て末っ子の時代になると，人の頭部はすでにつくられていて，おまけにレディメードのかつらまででついています。こんなふうに子どもをとりまくおもちゃがぬり絵のごとくレディメードになってしまうと，どのようにして創造性を発揮すればよいのでしょう。子どもにおもねることでかえってスポイルしてしまうのではないかと，返す返す残念でなりません。

　スクィグル・ゲームの用具にしても，たぶんなるべくシンプルなものが好ましいような気がします。たとえば，クレヨン1本とっても，子どもは立てて描いたり寝かせて描いたり工夫を凝らします。あるいは2本3本とまとめていっしょに描いて，川の流れをつくったりします。それどころか，驚いたことに，12本のクレヨンで飽き足らなくなると，お気に入りの用具を手に携えて受診するようになるのです。

　用紙についても一言触れておかなければなりません。まだ駆け出しで張り切っていたころは分厚い上等な紙を使っていたのですが，症例が増えてくると収納場所に苦労するようになります。そこで，今のところ診察机のそばにあるプリンターの引き出しをガチャッと開けて，いつものA4のコピー用紙をとってきます。これだと14, 5枚になっても半分に折ってカルテに挟めますから。さりげなさがスクィグル・ゲームの身上でもあるかなと思います。

また最近では，子どもたちの絵をすべてスキャナーでコンピュータにとり込み保存することにしています。これで，収納，検索が一段と楽になりました。

クレヨンの色について

　子どもがまず1本を選んだら次いで治療者も1本選びます。その時どきの子どもの気持ちに沿った色を選びますが，私がいらいらしているときなど，それがクレヨンの選択に反映されるようで，こちらの気持ちが見透かされそうです。色の組み合わせは反対色にしたり，あるときには青色と水色のように「似た者同士」を選びます。子どもが元気よさそうだったら反対色に，落ち込んでいるふうだったら似たもの同士にすることが多いように思います。それからちょこんとクレヨンとクレヨンを打ち合わせて挨拶をします。そのあとじゃんけんで順番を決めるのです。
　よく色で心理判定をしたりしますが，私自身は深く考えないようにしています。だって，子どもだけでなく，私もクレヨンを1本選ぶのですから，あまり色にこだわると私の方がフリーズしてしまいそうです。むしろ心を空っぽにして，前回何色を使って何を描いたかなど思い出さないようにして（実際のところ，たくさんの子どもと遊んでいますと，前回の内容をとんと忘れてしまうのです。子どもの方がしっかり覚えていて，〈ああそうだったね〉などととぼけることもたびたびです），その日その時どきの雰囲気で1本を選びます。先入観をもたずに，無心に子どもに相対することが第一歩だと思っています。
　でももし，心理学的な視点に立つなら，形式分析と内容分析を行なうことになります。何色のクレヨンを選ぶかというのは，形式分析です。一方，何が描かれたかというのは，内容分析になります。色使いで印象に残った子どもの絵を紹介しましょう。

［9］　けんくん

　9歳0カ月，男児。

　半年前から，腹痛，吐き気などの消化器症状が出現し，33kgあった体重が27kgまで減少した。三度にわたる入院治療を受けるも改善がみられず，登校することもままならなくなったため，紹介され受診。いろいろなことが重なって疲れ果て，精神的な疲労が身体症状として発現したものと思われた。もともとが頑張り屋さんなのである。坑うつ剤が奏効し，一過性のうつ状態と診断。治療経過は8カ月，そのうち16回スクィグル・ゲームを交わしている。

【初回面接】

　初診時けんくんに，〈一番困っていることは何？〉と問うと，「すぐしんどくなる」「朝より夕方の方が調子いい」と答える。さっそくスクィグル・ゲームに導入したところ，さっきまで待合室で横になっていたけんくんがちゃんと絵を描いてくれた。①けんくんは青色，私は水色をとり，私のスクィグルを，彼は180度回転して，「魚がはねているところ」にした（図9-1）。けんくんは魚が大好きなのだ。②彼の小さな小さなスクィグルを，今度は私が「あっちこっち飛んでいく，ねずみ花火」にした（図9-2）。③私のスクィグルを，彼は「動いていないもの，山」と言って，小さな1本の木を描き加えた（図9-3）。〈山に行ったら何をしたいの？〉と問うと，「遊ぶ」と答える。④彼のスクィグルを，私は「サッカーボールがはねているところ」にした（図9-4）。⑤私のスクィグルを，すぐに彼は「海からクジラのしっぽが見えているところ」にした（図9-5）。⑥最後に私は，彼のスクィグルを「犬が足をふんばっているところ」にした。

　帰り際に，「おうちでも絵を描くゲームをやりたいな」と顔をほころばせた。

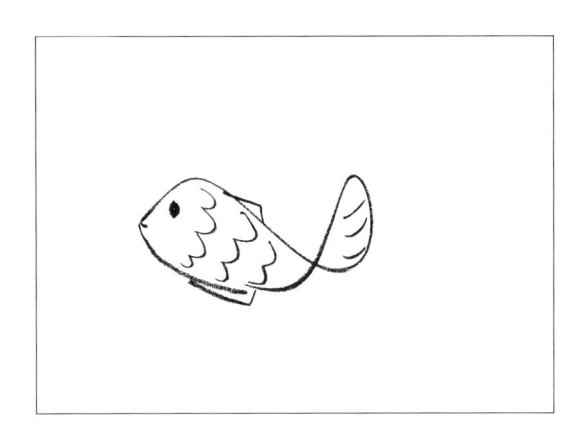

図 9-1

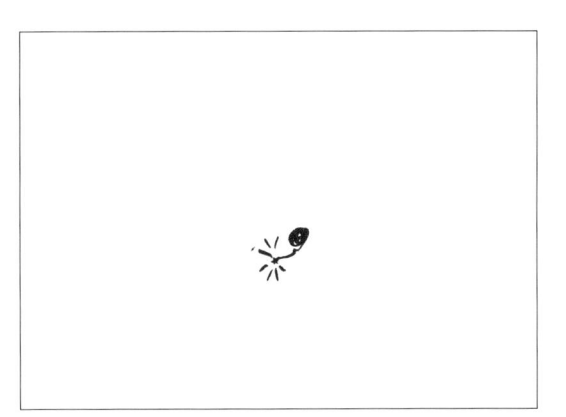

図 9-2

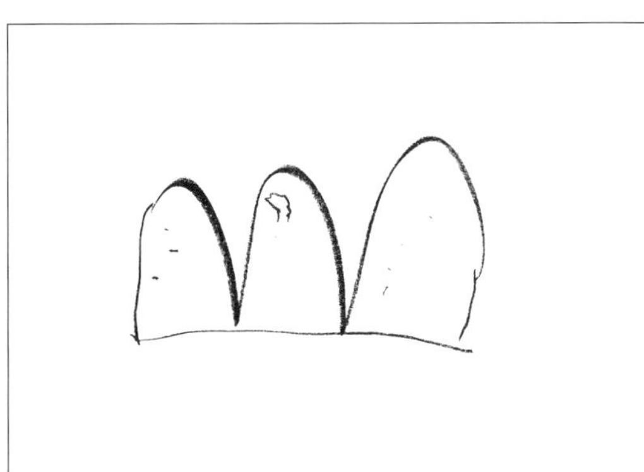

図 9-3

第3章　好きな色のクレヨンをとって

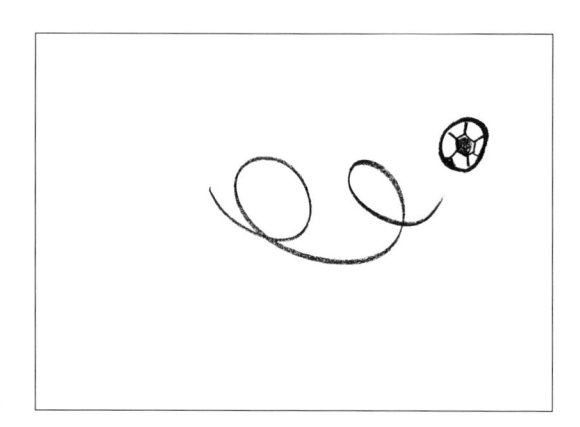

図 9-4

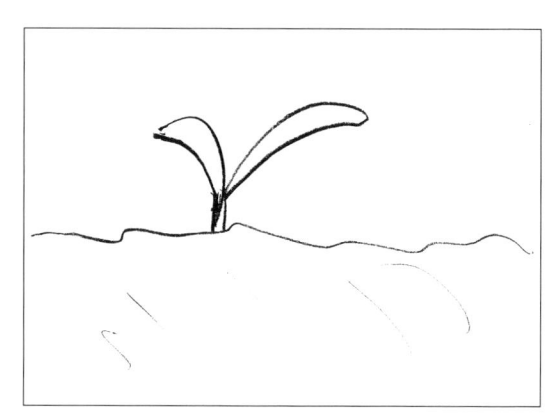

図 9-5

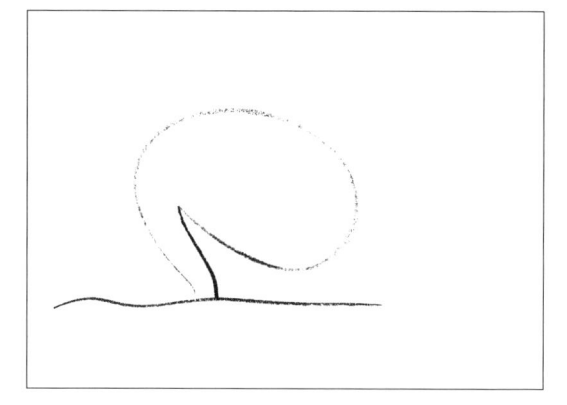

図 9-6

82

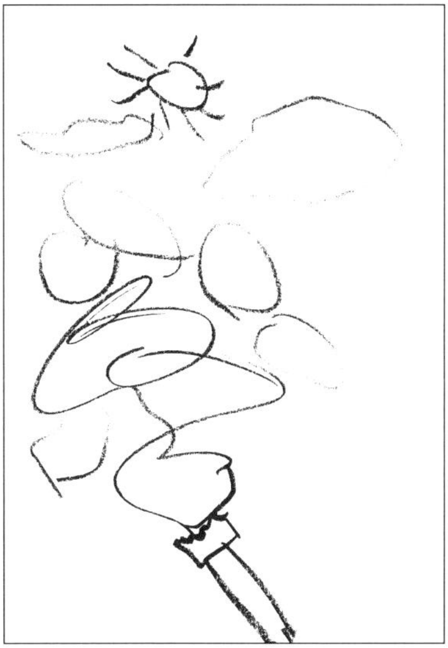

図 9-7

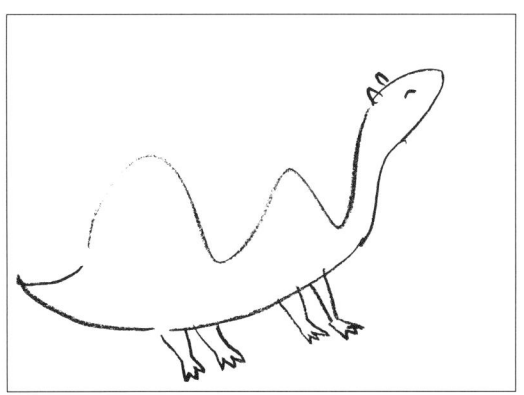

図 9-8

【最終回】（8 カ月後）

　早く診察を終えてしまいたいふうで，最初から「5 枚だけ」と注文をつけてくる。①けんくんは黄緑色，私は橙色のクレヨンをとり，彼の力強いスクィグルを，私は「（植物の）芽が出ているところ」にした（図9-6）。②私のめちゃくちゃなスクィグルを，彼は「シャボン玉」にした（図9-7）。太陽の光を浴びて空高く飛び交うシャボン玉だった。晴れ晴れとした思いが伝わってきた。

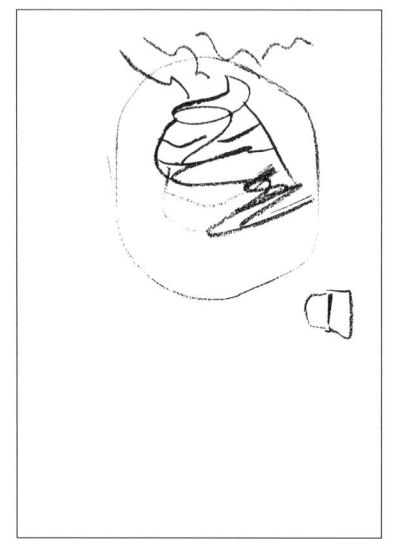

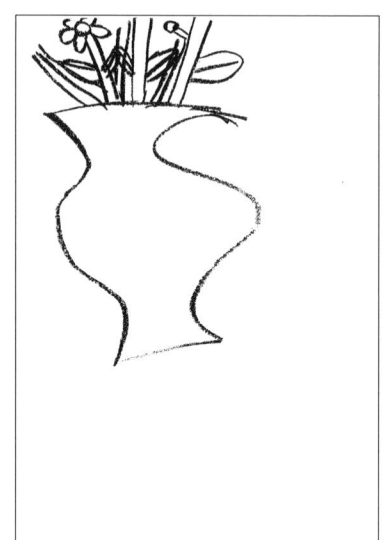

図 9-9　　　　　　　　　　　　　　図 9-10

③彼のスクィグルを，私は「恐竜」にした（図9-8）。これまで彼が好んで描いたテーマを引き継いだのである。④私のスクィグルを，彼はおもしろがって便器いっぱいの「うんこ」にした（図9-9）。湯気の立った快便だ。ちゃんとトイレットペーパーもついている。⑤最後に彼は気もそぞろに，私のスクィグルを「花瓶と花」にした（図9-10）。そして，「もうここに来なくていい？」と振り返った。

　最後に母親から，ここで描く絵は家で描く絵と違う，と感想が述べられた。

　中井（1976）[34]のいうように，スクィグル・ゲームはヴォルテージの高い治療法であり，短期決戦型だ。長期にわたってその効能を維持できるとは思われない。そんなに長いあいだ，魔法の絨毯に乗って空を飛んでいるわけにはいかないのである。本症例では，スクィグル・ゲームを精神療法としてではなく，子どもとコミュニケーションをとったり，子どもにとってのアミューズメントになるように行なったものである。だからこそ，肩ひじ張らず，無心に遊べた

と思う。最近になって絵を整理しているうちに，色使いに目が止まった。

　治療初期は子どもの色使いが非常に不安定である。青色，黄緑色，黄色と同系色が続いたかと思うと，突然赤色のクレヨンをとったので，母親と治療者は顔を見合わせた。その日もけんくんは吐き気が強く，待合室で横になっていたのだ。赤色は焦燥感を表わしているようだった。そうかと思うと，その次の回は迷わず白色のクレヨンを選んだ。抗うつ剤の効果が出てきたのか，徐々に登校できるようになり，元気になっていたときである。

　私は〈透明人間だね〉とコメントした。いまだかつて，スクィグル・ゲームのなかで意図的に白色のクレヨンをとった子どもはいなかった。そういえば小さな子どもで，白色のクレヨンをとったものの，紙の上に何も映らなくて，やっと気がついてほかの色のクレヨンをとる子どもがいるにはいた。けんくんは白色が紙に映らないということを承知のうえで，白色のクレヨンで絵を描いて楽しんだのである。赤色に続く白色というのは，けんくんの遊び心なのだろうか，それとも隠れみのなのだろうか。

　その3回後には，今度は紫色のクレヨンをとって「頭が爆発しているロック歌手」を描いたので，またまた驚いた。このときは薬のせいで少しハイになっていたのかもしれない。しかも，めったに描かない人物像が3人も描かれた。吐き気もなくなり元気になっていたので，楽しく遠足に参加することができた。

　その後，抗うつ剤を漸減中止したが，消化器症状もみられずきわめて安定している。朝早く起きて元気に登校しているし，友達とも楽しく遊んでいるという。スクィグル・ゲームでも，たぶん彼のベーシック・カラーと思われる青色，水色，黄緑色が続いた。

* * * * *

　松岡（1995）[28]は，評価性，活動性，力量性の3点から色の意味をとらえるべくリサーチを行ない，表1のような形にまとめています。評価性とは自分にとって受け入れやすいかどうかをいい，評価性が高いと，他人および自分を肯

表 1　子どもが見た各色の意味の特性

意味次元	高いもの	中間のもの	低いもの
評価性	橙，黄緑，青緑，黄，赤，赤紫，緑，ピンク，青紫，青	白，紫	黒，灰，暗褐，赤紫濁
	橙，黄緑，赤，黄，黄緑，赤紫，ピンク，緑，青	白，紫，青紫	黒，灰，暗褐，赤紫濁
活動性	赤，暗褐，橙	緑，黄，赤紫，青紫，黒，紫，赤紫濁	ピンク，白，灰，青緑，青，黄緑
	赤，橙，黄，青紫，暗褐	赤紫，緑，黒，紫，赤紫濁	ピンク，黄緑，灰，白，青，青緑
力量性	青紫，緑，黒，暗褐，青，紫，赤紫濁，赤	赤紫，橙，黄緑，灰，青緑	黄，白，ピンク
	青紫，暗褐，黒，緑，紫，赤紫濁，赤，青	赤紫，橙，黄緑，黄，灰	青緑，白，ピンク

注　上段は男子の場合，下段は女子の場合を示している。

(『色彩とパーソナリティー』松岡武　1995)

定的に受け止め，積極的に他人のなかに飛び込んでいける人です。活動性とは行動的か思索的かということであり，力量性とは性格の強さを表わします。けんくんが好んで選んだ青色から，社会適応が良く，内省的で，それでいて自分というものをしっかりもっているけんくんの姿が浮かび上がります。さらに松岡は，児童では，成人と違って，白色が一致していやな色になっており，8, 9歳ころが子どもの色の見方のターニング・ポイントになっていると指摘しています。けんくんがいつになく選んだ赤色，白色，紫色に思い巡らせるとき，常態ではなかったということがわかります。

　治療者の選んだクレヨンの色も提示したいと思います。水，緑，橙，茶，黄，緑，ピンク，黒，黄緑，緑，緑，水，ピンク，ピンク，青，橙，もちろん先にクレヨンを選ぶのは，いつだって子どもです。こうして私の選んだ色を一列に並べてみると，そのときどきの自分の心理状態に思いが至ります。気持ちが沈んでいるときには赤色のクレヨンは選べそうもないし，やはり色という要素が加わることで，絵からフィードバックされる情報がずいぶん豊かになるように思います。おもしろいことに，子どもも9色，私も9色使っています。私

の場合は緑色が一番多くて，松岡によると評価性，活動性，力量性のすべての点で，成人女性にとって中立的な色のようです。

　どんな色を使用したかは形式分析ですが，ここで内容分析について少しお話したいと思います。初回面接でクジラのしっぽしか描かれなかったのに，やがてクジラの全身が描き上げられ，さらには，波しぶきをあげて疾走するクジラが描かれるようになりました。また，カバの赤ちゃんだけだったのが，そのうちカバのお母さんと赤ちゃんがペアで描かれるようになりました（彼は，お母さんと自分だと同定しました）。部分から全身へ，あるいは一者関係から二者関係へと流れる動きは，自己像や対象像を修復する過程のようにも思われます。身体症状で苦しんでいたけんくんにとって，自己の身体像は不確かなものだったのかもしれません。治療者のまなざしとのせめぎあいのなかで，絵を描きながら，自分の身体にまとまりを与えていったようです。なぜなら，新宮（2000）[48]によれば，身体像とは，自己固有の感覚と他者のまなざしとの波打ち際の運動だからです。まさに手の運動によってつくり上げられた身体像です。

　それでは最終回で，見事な「うんこ」が描かれたのはどうでしょう。「うんこ」は部分です。彼は吐き気や腹痛，さらには便秘で苦しんでいたのでした。「うんこ」を描き上げた彼は，もはや消化器症状で苦しむこともなくなっていました。ずいぶん昔のことですが，やはり下痢で苦しんでいた心身症の子どもが「下痢便」を描くことで改善に向かったことがあります。自分を苦しめているものを描くことで，苦痛から距離をとり，自己治癒へと向かうようです。そういえば赤色のクレヨンの回では，画面いっぱいに「お父さんの自動車」を描きました。そのころ彼は車酔いでひどく苦しんでいたのですが，車を描くことがなんらかの癒しに結びついたように思われます。

　いつも不思議な思いにとらわれるのですが，子どもの描く絵にはマンネリズムのかけらも窺われません。16回も絵を描いて遊んだというのに，同じ絵が描かれたためしがないのです。私など，最後の方になると新しいモチーフを搾り出すのに四苦八苦するのですが，子どもときたらいつもすいすいと新たな世界を展げて見せてくれます。マンネリズムやステレオタイプに流れるとし

たら，頭が硬くなっている証拠かもしれません。

　さらに，一度もテレビやゲームのキャラクターが描かれなかったことを付言したいと思います。これだけたくさんの絵（100枚以上）が描かれたというのに，誰もが描くキャラクターが見当たらないのです。スクィグル・ゲームのなかでキャラクターを描く子どもはよく見かけます。ただあまりキャラクターだらけになると，子どもの絵を描くという体験が個人的なものではなくなってしまう怖れがあります。ステレオタイプに流れてしまい，創造的に遊ぶことができなくなってしまうのです。なぜなら，みんなが知っているキャラクターには一つの固定した性格がすでに与えられてしまっているからです。こうして絵を眺めてきますと，豊かな生の体験に支えられた彼の日常が浮かび上がってきます。創造的に遊ぶことの背景には，生き生きとした個人的な経験が必要不可欠です。

　今でもけんくんは体調良好で，車酔いもなくなり，体重も増えています。それ以上に身長が伸びて逞しくなりました。

第4章
治療者はどこ？

　ある精神分析の集まりでのことです。スクィグル・ゲームを紹介した際，「治療者は絵のなかのどこに投影されているのですか」という質問を受けました。思ってもみなかったことで困惑してしまい，私はいったいどこに描かれているのだろうと右往左往してしまいました。苦し紛れに，「どこにも見当たりません。私は，子どもが自由に自分を出せるような場所と時間を提供しているだけです」と答えましたが，さらに，「精神分析では子どもから治療者への転移を扱うわけですが，治療者－患者関係は？」「バックグラウンド・オブジェクト（background object）ということもありますね」と指摘され，ますます混乱してしまいました。「ウィニコットのいう主観的対象（subjective objects）ではないでしょうか」という言葉が喉まで出かかって，でも……やぶ蛇になりそうで，飲み込んでしまいました。

　かつて私がスクィグル・ゲームのなかで描かれたという記憶がないのです。母親像や父親像はときどき目にしますが，治療者とおぼしき表象は見当たりませんでした。「いったい私は誰なんだろう？　私は何？　私はどこ？」と会う人ごとに尋ねて回りましたが，みなさん首をかしげるばかり。ある人から「治療者は上から見守る父です」と教えられましたが，これはラカン派精神分析でいう「大文字の他者」ということのようです。しかし，どう考えても私は尊大な存在ではなく，地に足をつけて，子どもと同じ目線で，いっしょに揺れ動きながら，アクティブにかかわる何者かのようです。ただし，ただの遊び仲間ではありません。かといって，母親代わりでないことも確かです。抱える環境

(holding environment) を提供しているわけですが，母親という感触も自覚もないのです。

とうとう迷い子さがしをすることになりました。いったい私はどこに描かれているのだろうと，山積みになった絵を1枚1枚とり崩して，やっと見つかったのが9歳の女の子の描いた「先生」です。ただしスクィグル・ゲームのなかではなく，ゲームに続く自由画のなかで子どもが好き勝手に描いたものでした。

[10] かおりちゃん

9歳11カ月，女児。チックと喘息発作。

2歳より気管支喘息に罹患し，半年前より悪化したためステロイドホルモン使用中であった。入退院を繰り返し，運動制限下におかれ，家族もかおりちゃんも不安に陥っていた。今回は，扁桃腺炎による発熱中ミオクローヌス様運動が頻回に出現したため入院。脳波に異常を認めずチックと診断，紹介され受診した。

初診時かおりちゃんは，飛び上がらんばかりに上体をぴくつかせながら入室した。「絵を描くのは好き。一日中でも描いている」とのことで，家族画（KFD）に導入した。犬2匹，母親，父親，かおりちゃんの順に描いて，「みんなで追い駆けっこして遊んでいるところ」と表現した。

次いで，スクィグル・ゲームで遊ぶことにした。病弱なかおりちゃんが赤色のクレヨンをとったので驚いた。①赤色のクレヨンに刺激され，私が黄緑色ではずんだスクィグルを投げかけると，彼女は，「思いついた。二つあるけど簡単な方にしよう」と言って赤いボールを描き入れ，ボールが飛んでいるところに変えた（図10-1）。元気のよいボールだったので，〈あなたはほんとうはこの赤いボールみたいに飛び跳ねてみたいんだ〉と返すと，ニコニコしながらうなずいた。②彼女の描いた赤いハートを，私はハートのペンダントに変えた（図10-2）。これだけでは飽き足らず，さらに彼女は赤いハートをもったウサ

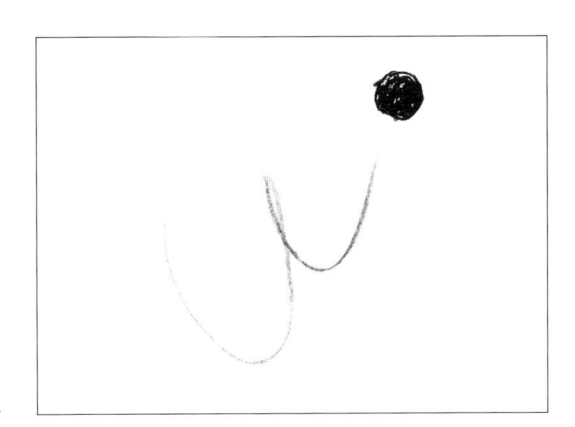

図 10-1

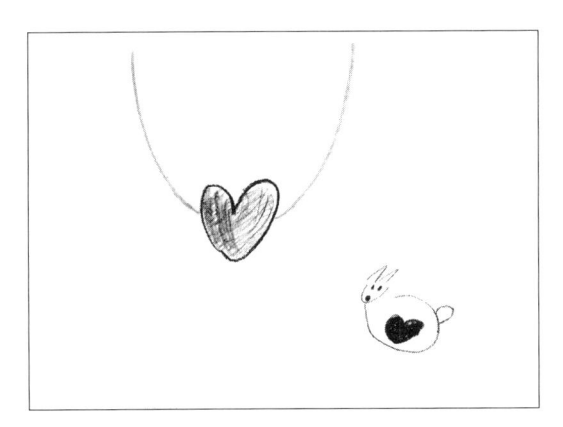

図 10-2

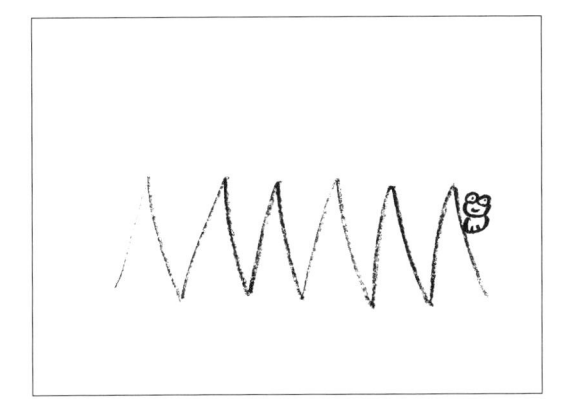

図 10-3

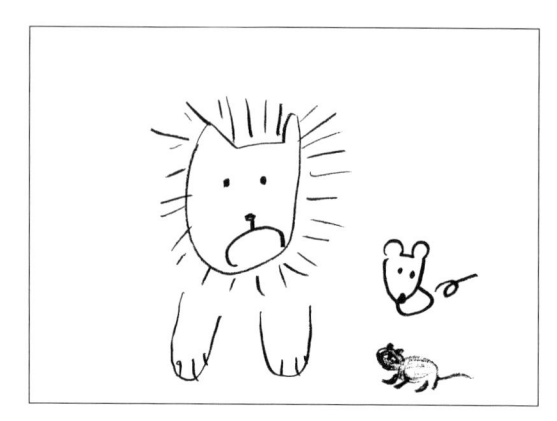

図 10-4

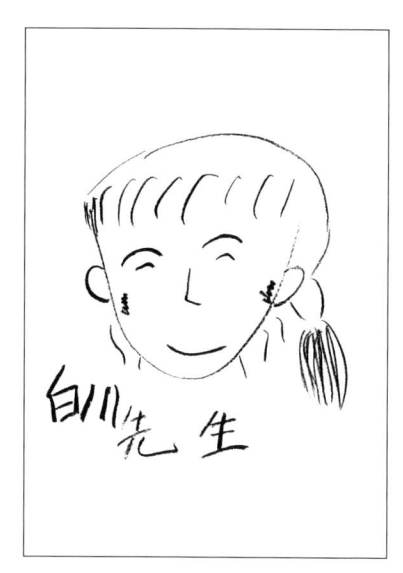

図 10-5

ギを描き加え,「何かに興味を持って燃えているところ」と表現したので,その秘めたる熱意に胸打たれた。③そこで,黄緑色のギザギザを投げかけたところ,彼女はそれを草むらに見立てて,草陰で大人しく座っているカエルを描いた(図10-3)。それは,寒くなったら暗くなったら外遊びはダメといわれてきた,かおりちゃんの日常の姿と思われた。④私は彼女の描いた赤い丸をウサギのお母さんにした。これを見た母親が,喘息を起こさないように日常生活で運

動制限を加えていたのは私でした，と振り返った。⑤私が描いたらせんを，彼女は，高さ70mの煙突の煙にした。そして，タバコの煙もダメといわれていると語った。⑥彼女が描いた渦巻きを，私は〈かおりちゃんの好きなペロペロキャンディー〉にした。でも，食品添加物の入ったペロペロキャンディーも禁止されているという。⑦私のスクィグルを彼女はヒトデにした。やり場のないエネルギーが表現されているようであった。⑧最後に彼女は，自分のスクィグルを自分でライオンに変えて，私に「獲物を描いたら」とすすめてくれる。そこで私は，獲物のネズミを描き加えた（図10-4）。

　遊んでいるうちにしだいにチックがおさまってきた。絵を前に並べて，〈かおりちゃんはエネルギーに溢れている。健康な証拠よ〉と感想を述べた。やがてスクィグル・ゲームも終わりを告げ，母親と私が話し始めた。かおりちゃんは二人のあいだで，自由に手を走らせ絵を描いていた。1枚，2枚，3枚と……。1枚目はタヌキの親子のお月見。2枚目は花火大会。3枚目にニコニコしている「先生」をスケッチした（図10-5）。

　こうした2度の治療面接の後，チックの速やかな改善が報告され，やがて喘息も終息した。

＊　＊　＊　＊　＊

　ウィニコットの『子どもの治療相談』[58]には，子どもが治療者とおぼしき男性像を描いた箇所が三つあります。7歳半のイライザとのスクィグル・ゲームの終わりに，彼女は「自分のスクィグルのなかに，見たいものを何でも見ることができる」ようになり，ウィニコットが新聞を読んでいるようにでも，腕を組んでいるようにでも，描くことができたのでした。また，16歳のヘスタの箇所では，ヘスタの描いた「人相の悪い人」を，「私がそうなっていたかもしれないものであった」と述べています。8歳9カ月のジェイソンは，ウィニコットがジェイソンを描いたのに応えて，交代でウィニコットを描きました。それから彼は，「自分の描きたいと思う絵を描く」と言って，連想をたくまし

くし，次々と自由画を仕上げたのでした。ヘスタの場合は，本人が同定したわけではなく，ウィニコットの推測です。しかもスクィグル・ゲームのなかでした。イライザとジェイソンは，自由画のなかで，はっきり名指して描きました。そしてウィニコットは，子どもが描きたいものを描き，見たいものを見ることができるようになったとコメントしています。つまり，子どもが絵を用いた自由連想に入ることができるまでに解放されれば，子どもは自由画のなかで治療者を描くようです。さらに，『小児医学から児童分析へ』[55]では，9歳のフィリップスのスクィグル・ゲームが紹介され，彼がスクィグル・ゲームから自然に自由画に移行し（スクィグル・ゲームから自由画へ移行することは，よくあることです），自由画のなかで銃をもって魔法使いを追い払う治療者を描いています。

　子どもにとって治療者とは何でしょう？　ウィニコット自身は，「……そして，子どもたちは来院する前の晩に私の夢を見ることが頻発することに，私は非常に驚かされました。子どもたちが会うはずになっている医者について見る夢は明らかに，医者や歯医者，自分を助けてくれると思われる他の人びとに関して，彼ら自身が想像的に作り上げた像を反映していたのです。……現在私が用いている言葉で言えば，私は主観的対象の役割を果たしていたわけです。私が今感じていることは，この主観的対象の役割を果たしているときが医師にとって，子どもと接触する絶好の機会であるということです。しかも，この役割は初回面接か，2〜3回の面接のあいだしか持続しないのです」（ウィニコット，1971）[58]と説明しています。「主観的対象」についてもっと一般的な解説を求めるなら，「幼児が絶対依存から相対依存の段階に向けて，そしてこれを通過しながらさらに独立に向けて移行するときの，幼児が自分の外のものとしていまだ分化させていない対象（母親）」（北山，1985）[20]がわかりやすいと思います。

　いずれにしろ，主観的対象とは，子どもの想像力と創造性のたまものとして，子どもの発達過程で過渡的に現れる対象だということです。かかりつけ医云々ということが言われますが，かかりつけ医ほど安定した立場ではなく，治

療者としてはかなり短命なようです。ここでもウィニコットのスローガン,「臨床でどれほど関わりを少なくできるか」が生きています。

　母親も子どもにとっての主観的対象になる時期があるということがわかりましたが,それでは,治療者は母親とどう違うの,と問われれば,答えに窮します。母親像ほど頻繁には描かれず,しかも自由画のなかでしか描かれないとしたら,母親の場合より子どもの意識の水準が浅く,一層現実とつながった状態での対象ということができます。すなわち,子どもがより客観的に知覚できる対象に近いのだと思います。だから,子どもの描く治療者像は,空想的というより現実に似せて描かれるのでしょう。

　1回や2回のスクィグル・ゲームのなかで,子どもから治療者への母親転移は起こるのでしょうか。起こるまもなく治療終結してしまいそうです。アンナ・フロイト（1946）[11]は,子どもの分析では大人の分析とは比較にならないほど強い感情的結びつきを必要とするものの,「子どもが感情転移神経症を形成することはない」と主張しています。なぜなら,子どもの最初の愛情対象である両親は現実に存在しており,子どもにとっては,必ずしも愛情対象を両親から分析家に鞍替えする必要はないからです。小児科臨床における私の印象では,思春期になって子どもが両親から距離をとるようになってはじめて,両親に対するいろいろな思いが治療者に向けられることもあるようです。あるいは,絵を媒体にするということはすでに三者関係（三項関係）に入ることなのですから,二者関係としての転移は起こりようもないと思うのですが。ウィニコットの症例のなかにも,転移ということばが使われた形跡がありません。

　現実の治療者ではなく,メタファーとしての治療者像が描かれることもあります。次の症例は,その間のことをよく物語っています。

[11]　えりちゃん

10歳7カ月,女児。

半年前から登校はできても教室に入れないため，紹介され受診。

【初回面接】
〈あなたが困っていることは？〉と尋ねられて，「ない」と答えたえりちゃん。同伴の母親も，今はほがらかで，これが一番いいのかなと思っているという。直ちにスクィグル・ゲームに入った。①えりちゃんは緑色，私は黄緑色のクレヨンをとり，彼女の丸ととがったところのあるスクィグルを，私は苦労して長靴と水たまりにした（図11-1）。〈長靴をはいて，水たまりのなかをピシャピシャ。水しぶきが飛んでいる。こんなふうに泥んこになって遊んだことない？〉と尋ねると，母親が「長靴をはかない。傘や長靴をもって行ったことがなかった。自動車やバスで学校の玄関先まで送ってもらえるので」と答える。私は〈最近の子どもは便利になったんだね〉と感心した。②私のスクィグルを前に，えりちゃんは黙って紙を回しながら考えている。ややあって自動車を描き，「車のタイヤ」と叫んだ（図11-2）。〈お母さんの車？〉と尋ねると「知らない人の車」と答える。タイヤが猛スピードで回っているように見えたので，〈なんだか走っている感じに見えるね。そんなに急いでどこへ行くの？どこへ行くのだろうね？〉と不思議そうに尋ねると，えりちゃんがおもむろに「長靴屋さん！」と叫んだので，母親と私は顔を見合わせて驚いた。まだ会って数分しかたっていない初対面のえりちゃんがこちらのメッセージをちゃんと受け止めていたことを知り，感動を覚えずにはいられなかった。③彼女のやはり丸いものと直線的なもののミックスしたスクィグルを，私は田んぼと山に見立て，さっきの自動車を描き入れた（図11-3）。えりちゃんは「うんうん」とうなずいている。それから彼女は，自動車の行く先に「雨降り屋さん」を描き加えた。④そしたら雨降り屋さんにしたらいいと思って，三角の屋根のようなスクィグルを投げかけたところ，私の思わくに反して，彼女は「傘」に変えた（図11-4）。

4枚の絵を前にしてお話をしてちょうだいとリクエストすると，紙芝居をつくるのが好きと言って，次のようなお話を紡ぎだした。「車で長靴と傘を買い

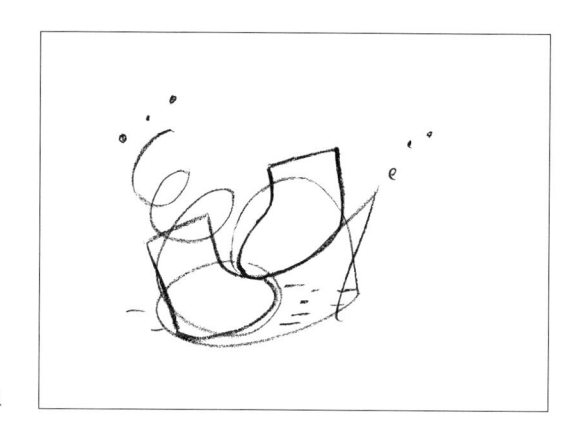

図 11-1

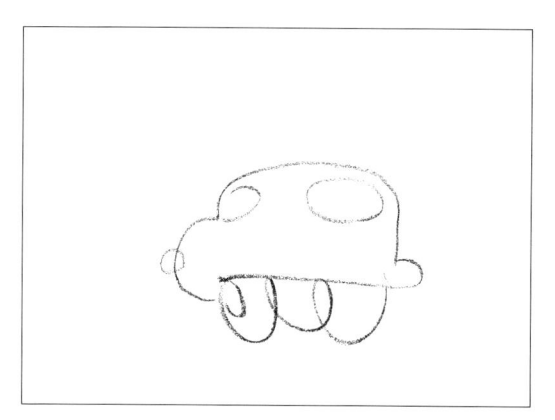

図 11-2

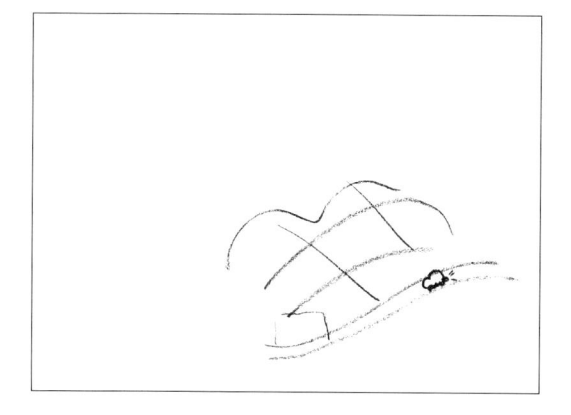

図 11-3

第 4 章　治療者はどこ？　　97

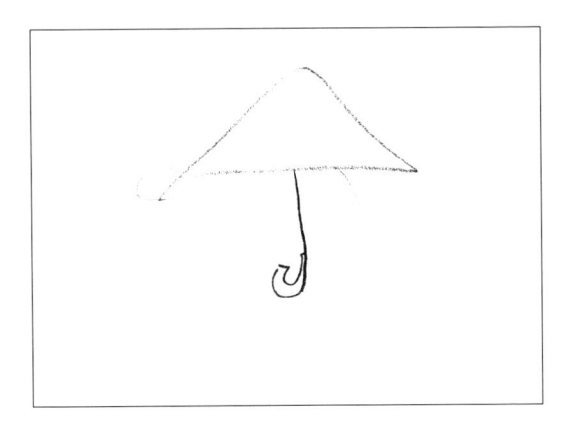

図 11-4

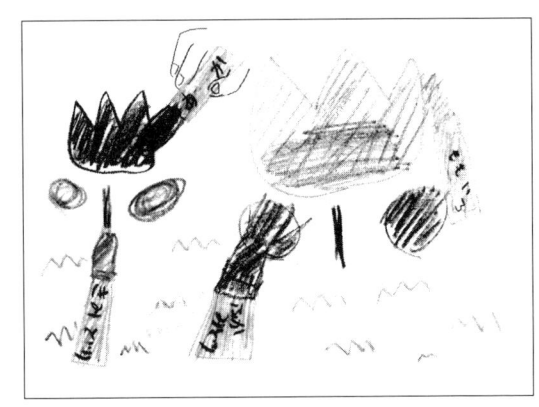

図 11-5

に行って、雨降り屋さんが見えてきた。傘と長靴を買って水たまりでピシャピシャ遊んだの」と。

　さて、物語づくりも終わって、母親と私はこれまでの経緯について話し始めた。私から〈ほがらかそうに見えても、えりちゃん自身、今のままでよしとは思っていないのではないですか〉と尋ねると、母親は「そうです。学校の話になると不機嫌になります」と答える。えりちゃんは、二人のあいだで黙々と手を動かしている。ふと見ると、「あか、ももいろ、きみどり、ふかみどり」のクレヨンがクレヨンの箱から飛び出してチューリップの絵を描いているところだった（図 11-5）。描き手の顔も手もなかったけど、えりちゃんと私であるこ

とは一目見て理解できた。私がえりちゃんの心のどこかに位置づけられたのだ。困ったことがないと答えたえりちゃんの，これから私といっしょに絵を描いて，一つの作業，おそらく雨のなかを長靴をはいて歩いて行くという作業，を始めようという決意が伝わってきた。私は鉛筆で，そっと「えりちゃんの手」を描き添えた。

＊　＊　＊　＊　＊

　ヴィドロッシェールは，クレーシャー（1984）[4]のインタビューに答えて，「同じ目線で同じ音域で語り始める二人のあいだには，共通の夢見る空間が創り出される」「スクィグル・ゲームのなかで子どもは，大人といっしょに夢を見始める」と述べています。"me" とか "not-me" とか難しく考えるより，このヴィドロッシェールの一文が治療者像をもっともよく描写しているように思われます。「魔法の絨毯(じゅうたん)」に乗って空を飛び，いっしょに夢を見ているとしたら，やはりスクィグル・ゲームのなかで治療者像が描かれることはないのです。もし描かれるとしたら，自由画のなかで，えりちゃんのようにメタファーとして描かれるようです。

　ここで，自由画とスクィグル・ゲームの違いが浮き彫りにされます。なぜ子どもは，スクィグル・ゲームのなかで治療者を描かず，自由画のなかで治療者を描くのでしょうか。アラジンとジャスミンのように，二人でいっしょに魔法の絨毯に乗って，装いも新たな世界を発見し創造するのがスクィグル・ゲームです。子どもと治療者は，目線の先にある注意の焦点に向かい，注意を共有し，そして感動を共有しています。こうした間主観的なかかわりのなかでは，治療者は，子どもにとって自己か非自己かの区別のつかない存在です。我の感動が彼の感動と交じり合うような，そんな関係です。一方自由画では，絨毯に乗って空を飛んでいるのは子ども一人です。子どもは自分の描きたいものを自由に描いています。治療者は空を見上げながら絨毯の軌跡を見守っているようです。ですから，時どきは治療者が子どもの視野に入ることもあり，子どもが客観的に知覚してその姿をスケッチすることもあるのでしょう。

第5章 子どものファンタジー

ひとりでいる能力（capacity to be alone）

　いつもの診察が終わって，いつものように子どもは，診察室のおもちゃコーナーに駆けていきます。おもちゃコーナーといっても，吸入療法をするための吸入器を設置したテーブルなのですが，パズルとかぬいぐるみが並べてあって，ちょっとした遊び場になっています。丸椅子に座るやいなや隣の丸椅子を確保し，「お母さん，お母さん」と手招きします。「お母さんはこの茶色の椅子。ここに座って」と，トントンたたきます。「また一」と母親はためいきをつきながら，それでも言われた通り茶色の椅子に腰を下ろします。これで準備万端，子どもは母親にくるりと背を向けて，安心してひとり遊びを始めるのです。母親は子どもの肩越しにのぞき込むばかりで，ただ黙って座っているのですが，母親の在，不在が子どもの遊びの世界を広げるのにどれほど役立っているか，思い知らされる一場面です。難しくいえば，子どもの心のなかで母親の内的対象が良いものとして確立されるまでは，子どもは母親が隣り合わせで存在することを要請します。ウィニコットのいう「母親のいるところでひとりでいる能力」とは，ウィニコット特有の逆説なのですが，母親が物理的に存在するところで，母親の存在は当たり前のこととして，子どもがその存在を忘れ，あるいは頓着することなく，母親とは別個の個人的な体験がもてるようになることなのでしょう。

母親同席について

　母親同席のもとで子どもとスクィグル・ゲームを行なうことに疑問が投げかけられることがあります。ウィニコット自身は同席のこともそうでなかったことも，見学者がいたりいなかったりもしたようです。ウィニコットのことですから，母親同席を禁じた素振りもありません。リリーの症例（ウィニコット，1971）[58]のなかで，「この家族全体を扱うことで，……家庭環境の改善がもたらされ，さらにこの子どもはその好ましい環境の変化を利用できるようになったのである」と述べ，個人治療では見落としてしまうような環境調整の重要性を指摘しています。

　なんといっても小さな子どもは，両親の影響から，さらには治療者の影響からもまぬがれることができません。小児科臨床ではほとんど常に，子どもに母親（家族）が付き添ってきますので，いつも三者関係です。プレイセラピーにしろアートセラピーにしろ，子どもの隣で母親が座っていても，小児科医の目にはごく自然に映るのです。小児科医は子どもを診察しながら，それを抱える母親と対話するからです。でも，もし精神分析療法としてのスクィグル・ゲームならば，個人治療が原則ですからおかしいわけです。個人の内的世界を扱いますから。子どもは隣の母親から影響を受けるでしょうし，それが絵にも反映されるでしょう。

　母親同席のときとそうじゃないときの絵を比べてみたらと言われたことがありますが，作為的な試みはスクィグル・ゲームから離れるものです。実のところ，ほんとうにスクィグル・ゲームに熱中し始めると，母親の存在は眼中になくなり，子どもはのびのびと自分を出すことができるようになります。「母親のいるところでひとりでいる能力」を遺憾なく発揮するのです。遊ぶことに夢中になったら，環境としての母親を肌で感じながら，現実の母親から離れて，誰かれ気づかうことなく自由に羽ばたき，連想を翔ばします。これは，北山（1995）[21]のいう創造的な環境決定論に通じるものです。彼は，本当の自分を

育てるための教育思想が英国の歴史のなかで発展してきた経緯を紹介し，「ほど良い環境を与えられてその内部に自然に生まれる創造的自己こそ『本当の自己』であり，その自己が本当であるための実践が，日常の芸術，遊びなどにある」と述べています。

　私自身は常態として，母親同席のもとでスクィグル・ゲームを行なっています。何より，子どもとのやりとりをもう一度母親に説明する手間ひまを考えると，母親同席の方がずっと経済的です。子どもとスクィグル・ゲームをして遊びながら，一方で，母親からヒストリーをとることも日常的茶飯事です。スクィグル・ゲームにどのくらい時間がかかりますかと聞かれて15分ですと答えますと，「ええ！　そんなにかかるの」と返されたことがあります。あまり負担の大きい治療法よりも，ウィニコットのいう「経済的な面でも意義づけられる」治療法を目指した方が，長続きするようです。というより，母親も交じえて3人でスクィグルをした方が，ずっと豊かで楽しいものになることだってあります。3人のあいだでことばや絵が飛び交い錯綜し，やがて収束していくような，そんな過程が心地よいのです。

[12]　ゆきちゃん

　5歳1カ月，女児。幼稚園の年長さん。腹痛。

【初回面接】
　クリスマス間近なある冬の日，ゆきちゃんは母親に連れられて受診した。「夏休みまではそういうこともなかったけれど，9月より幼稚園に行きづらくなったりスイミングに行きづらくなった。朝，おなかが痛いといってエッともどしそうになったり，バス停まではいつもと同じに歩いていくけど，バス停で涙が出て母親から離れづらくなる。しまいには泣きながらバスに乗る」という。隣で座っているゆきちゃんは真剣な面持ちで口を固く閉ざしている。

　〈ゆきちゃんの困っていることは？〉と尋ねても返事がない。〈絵を描くのは

好き？〉と問うと，「好き」と小さな口を開く。そこで絵を描くことにした。ゆきちゃんは赤色のクレヨンを，私は緑色のクレヨンをとる。もうすぐクリスマスだからクリスマスの色ねと声をかけた。①私のスクィグルを，彼女はすばやく「リボン」に変えた（図12-1）。スクィグルの形に添わせながら，それでも形の異なったリボンを赤色でくっきり描いたので，自己主張の強い女の子という印象を受けた。〈あなたはリボンをつけたことがあるの？〉との問いに，おゆうぎ会でつけた白いリボンのスケッチをしてくれた。②彼女の遠慮がちなスクィグルを，私は「ぬりえ」の「ぬ」にした（図12-2）。ひらがなの読み書きはできるという。③私のスクィグルを「父さん」に変えて「子どもみたい」とつぶやいたので，母親が「いや，似ているわ」と助け船を出した（図12-3）。〈ゆきちゃんはお父さんが大好きなのね〉と語りかけた。④彼女が自分で描いたスクィグルを，自分からすすんで「いちご」に変えた（図12-4）。私は横からそっと手を伸ばして，葉っぱの部分を緑色に塗った。そしたら今度はリボンをつけて手足を生やして，「いちごのお面をかぶったお母さん」に変えてしまった。お母さんは甘いお面の下に本音を隠している。お母さんが考えていること，感じていること，知っていることを子どもはいろいろに想像してみるのだ。それは子どもの無意識の空想ともいえる。絵を描いたゆきちゃん自身も驚いて，ことばが出なかった。〈いちごをどんなふうにして食べるのが好き？〉という現実的な質問をすると，「クリームをかけて食べるのが好き」と答えた。⑤私のスクィグルを彼女はボールに変えて笑顔を描き入れ，「またお母さん」にした（図12-5）。髪形が彼女そっくりだったので〈先生はゆきちゃんかと思ったわ〉〈お母さんはいちごになったりボールになったりするんだね。お母さんは百面相？〉と問うと，「ボールだから投げられる。だけど足があるからケガしないんだよ」と，母親を気づかった。このころにはすっかり元気になってニコニコして，自作自演で絵を仕上げるようになった。⑥「うさぎがシャンプーしている」絵を仕上げてから，紙の裏にこわそうな顔を描いて「これお母さん。おばけ」と言い，しわを描き加えた（図12-6）。〈お母さんは今度はおばけになっちゃんたんだ。忙しいのね〉と感想を述べた。⑦「チューリップが

図 12-1

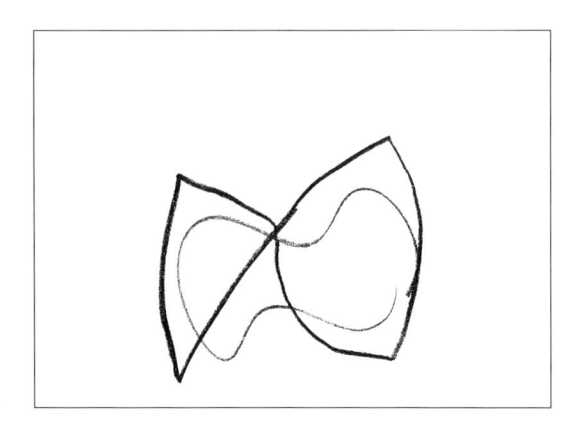

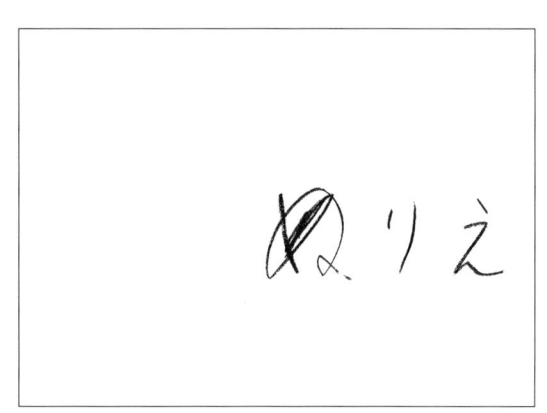

図 12-2

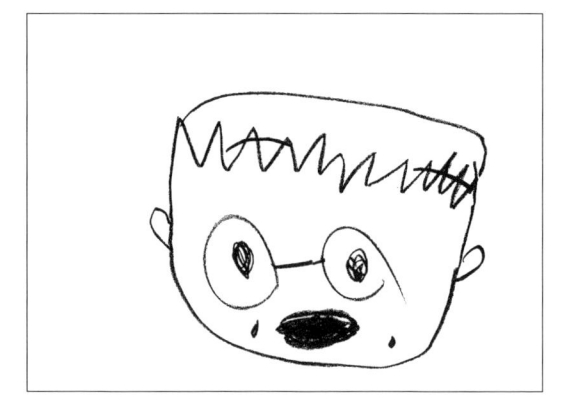

図 12-3

図 12-4

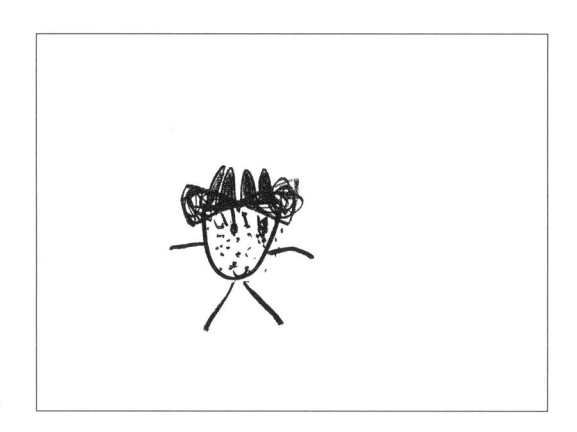

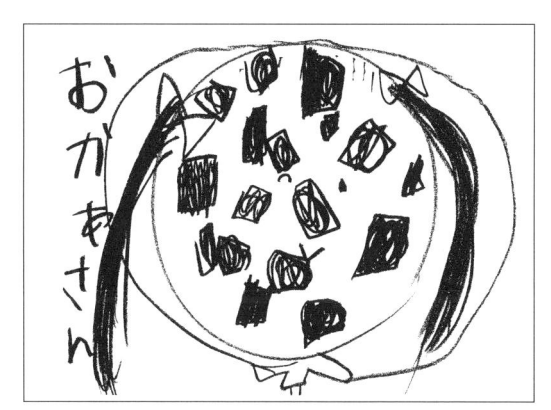

図 12-5

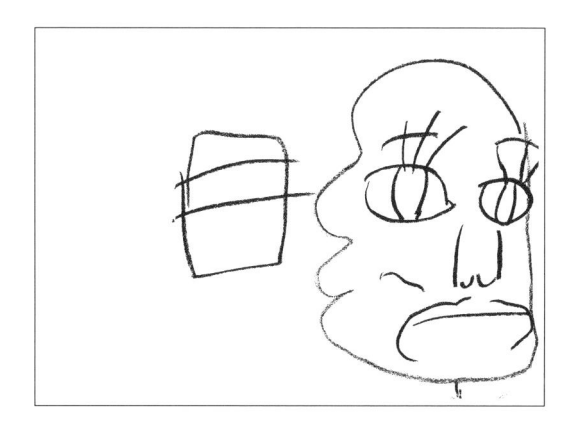

図 12-6

第5章 子どものファンタジー　105

図 12-7

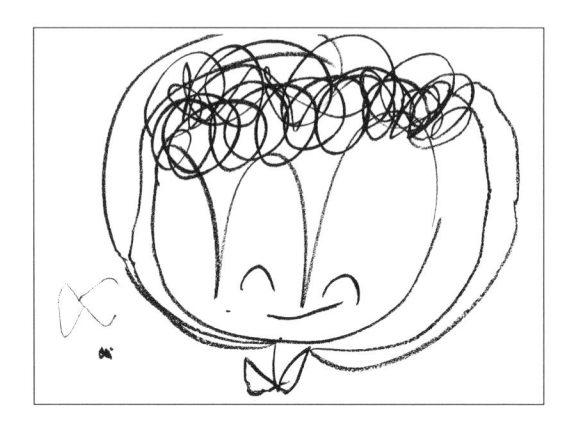

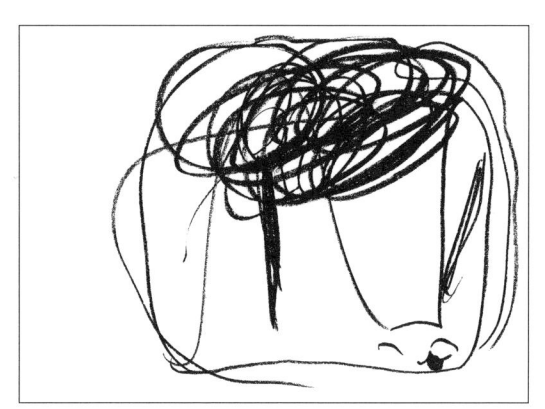

図 12-8

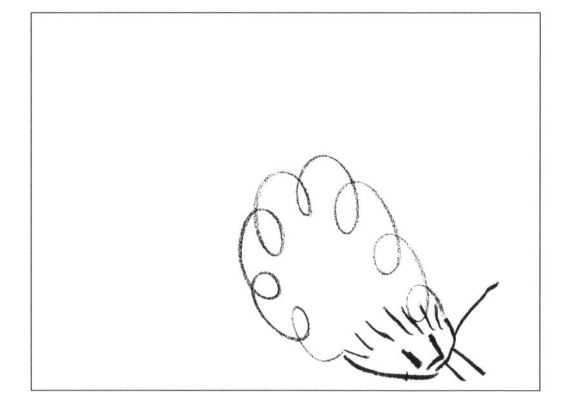

図 12-9

シャンプーしている」（図12-7）「シャンプー大好き」と言う。⑧「またうさぎ。うさぎがシャンプーしている」（図12-8）と，後半はほとんど自分で仕上げて満足げな様子だった。最後に，治療者から母親に，〈いちごのお面とかボールとかおばけとか，お母さんがいろいろに変わるのは，ゆきちゃんがお母さんの気持ちを肌で感じとっているんだと思う。バス停でゆきちゃんが泣くのは，お母さんのつらい気持ちを代弁しているんじゃないの？〉と伝えたところ，横で聞いていたゆきちゃんがいきなり「お母さんが顔をくもらせないようにしたら，私もくもらない」と述べたので，母親と治療者は思わず顔を見合わせた。

【2回目】

ゆきちゃんは肩からビニールのバッグを下げて，手にはシャープペンシル，便せん，鉛筆，そしてトイレットペーパーの切れ端をもっている。「可愛い花柄のトイレットペーパーだったのでもらって帰ろうと思って」と言う。〈そんなに気に入ったんだったらひと玉あげようか〉と言うと，「ためて眺めるだけだから，このくらい（30〜50cm）あればいい。行く先々でトイレットペーパーを少しずつもらっていく」と母親が答える。腹痛も吐き気もなくなり，元気で登園しているという。

スクィグル・ゲームを始める。①私のスクィグルを彼女は「バーバにできるかな。大きな髪ですね」と言いながら祖母に変えた（図12-9）。②彼女の点々のスクィグルを私は〈こんなスクィグルは初めてだわ。オタマジャクシにしようか涙にしようか〉と言いながら涙に変えた（図12-10）。ゆきちゃんは「大きな涙だ」と言って顔を描き入れる。母親が「涙が笑っているね。泣き笑いかな」と言うと，「おじいさん。おばあさんにしようかな（リボンを描く）。これがおばあさん。これおじいさん」と迷いながら，あごのところに線を描き加えて，結局おじいさんにした。③私のスクィグルを波にして，貝をもった女の子（自分）を描いた（図12-11）。④自分のスクィグルからいち早く連想が浮かんだ様子だったので，彼女自身に仕上げてもらった。「鳥がお魚を見てエサになりそうだなっていきなり大きな口を開けるの。カラスも鳥をねらっている」と

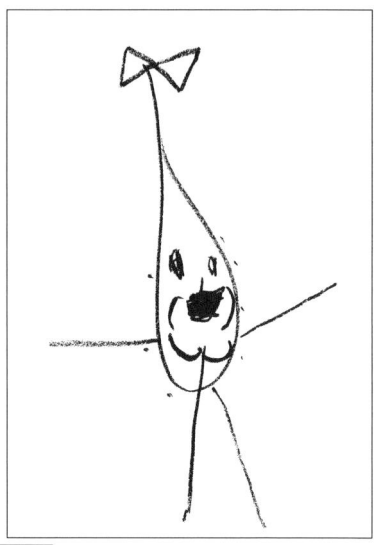

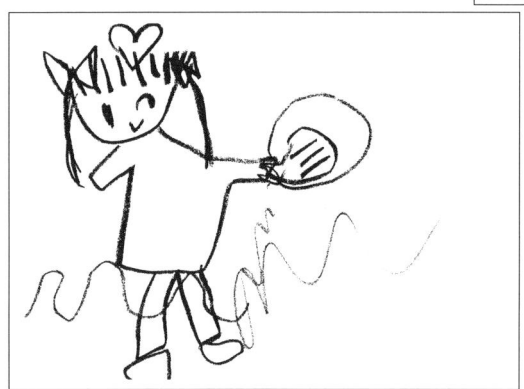

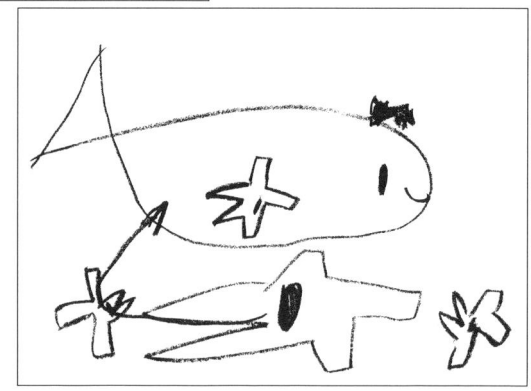

図 12-10

図 12-11

図 12-12

図 12-13

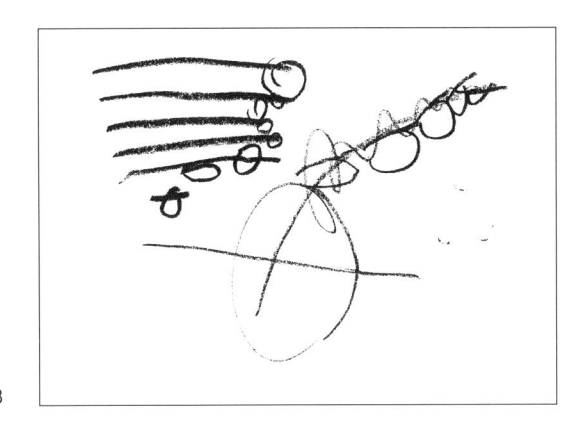

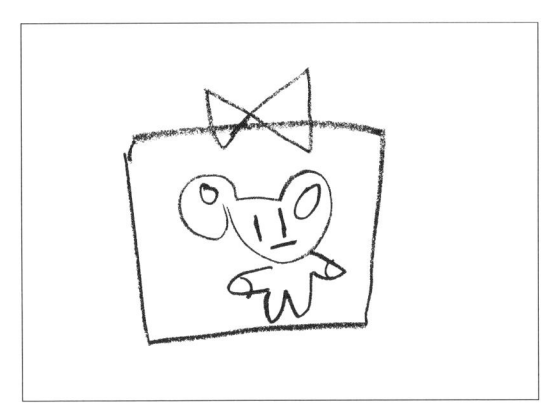

図 12-14

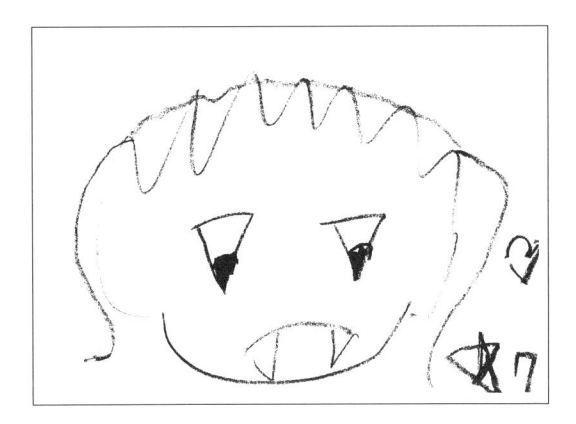

図 12-15

第5章 子どものファンタジー

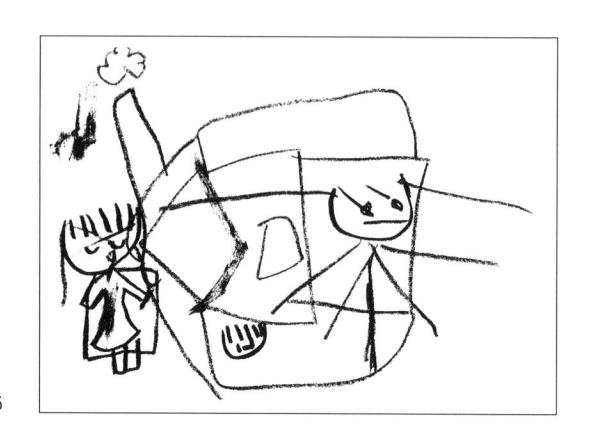

図 12-16

お話してくれる（図12-12）。⑤私のスクィグルを「ドレミのドが上に上がっているところ（図12-13）」（上昇したドとして捉えている）にしたので，母親が「棒がないよ。ほらドレミのドは……」と説明し始めた。彼女は「棒は，取られてないの」と言い訳をした。エレクトーンを習っているという。⑥さっさと四角いスクィグルとリボンを描いて「クリスマスプレゼント」にして，さらにクマも描き加えた（図12-14）。⑦私のスクィグルをバツ丸にしたので，母親が「ゆきちゃんもときどきバツ丸になったり，やんちゃるもんちゃんになるね」と注意したところ，「誰だってあるんだよね。母さんだってやんちゃるもんちゃんになることだって，悪いことすることもあるんだよね」と負けていない（図12-15）。⑧バツ丸から着想を得たかのように，大きな角張ったスクィグルを描いて，おまけにクレヨンを指でこすって「く」の字を逆さまに描き加えた。私が何にしようかなと考えあぐねていると，「おうちにしたらいい。屋根を描いたらいい」とさかんにすすめてくれる。とうとう自分から煙突と煙を描いて，「お母さん暴れる。ゆきちゃんは静かにスヤスヤ寝ているのに」とお話を進める（図12-16）。母親が「ゆきちゃんはおふとんかぶっておとなしく寝ているのに，母さんは髪が立って手足もばたばた，ふとんをけとばしている」と苦笑した。ゆきちゃんが勢いに乗って「お母さん暴れる。おしっこしている。お母さん暴れる」とさかんに攻撃するので，私の方が心配になって，

これは子どものファンタジーだからと母親に説明した。母親は「普段こんなにハイになることはない」と驚きの色を見せる。

【3回目】
　パンジーの小さな花束をプレゼントしてくれる。さっそくスクィグル・ゲームを始める。①前回に引き続き「バツ丸」が描かれたので，〈バツと丸だからいいところも悪いところもあるの？〉と尋ねると「違う。いつも悪い人」と断言する。そんなに黒白つけなくてもと思ったが，言及せずに終わる。②チューリップがバッグをもってお使いに出かけている。頬を丸く染めていたので〈なんだか恥ずかしそうなチューリップね〉とコメントしたところ，赤色のクレヨンでうすく塗りつぶしてしまった。母親からの「ゆきちゃんのモヤモヤしていること先生に聞いてみようか」との誘いにのって，ゆきちゃんも承諾。このとき初めて毎晩の夜尿と，時どきの遺糞が報告された。ゆきちゃんは遺糞に関しては困っていない様子で，夜尿の治療に乗り気だった。夜尿はカウンセリングを受けるようになってからひどくなったとのこと。しかも甘えん坊になってべたべたするようになったというので，退行の症状ではあるが成長へのひとつの移行段階だから心配しないように伝える。夕食後の水分制限と，おねしょカレンダーに丸バツではなくて，どっちつかずのシールを貼ることにした。

【4回目】
　おねしょカレンダーに所々シールが貼られているが，空白も多い。まだ5歳だし，おしっこの方は出たら出たでいいんじゃないのと話すと，便のおもらしの方はすっかり良くなったと報告された。スクィグル・ゲームのなかで遊ぶつもりで，青と赤が抱きあわせになった色鉛筆を1本すでに手にもっている。そこで治療者も，クレヨンじゃなくて黒の鉛筆で描くことにした。①彼女の描いたスクィグルをチョウに変えた。さらに私が，チョウチョウさんはどこにとまるのかなとつぶやきながらチューリップを描き加えたところ，彼女は触角を長く伸ばして，チョウチョウがチューリップの蜜を吸っているところにした

（図 12-17）。〈それから？〉と水を向けると，桜，菜の花と次々描き加える。〈ほかには？〉と尋ねると，「木にはとまらないし……タンポポにとまるかな？」と母親の方に伺いをたてる。「そうね。このあいだね，まだお首の短いタンポポ見つけたよ」「小さな春を見つけたんだね」「去年の春は，ほら，ふーっとしたの見つけたでしょ」「うんそうだね。ふーっとしたの見つけたね。ふーっとして飛ばしたね。タンポポは遠くまで飛んでいくの？　おじいちゃんちまで飛んでいくの？」「そうよ。タンポポは海を越えて飛んでいくのよ。外国の西洋タンポポだって海を越えて飛んでくるんだよ。日本のタンポポは西洋タンポポに押されてほとんどが西洋タンポポなんだって」「ふーん」。タンポポの綿毛が大海原を飛んで渡っていく様子が目に浮かび，この母親は詩人だと，私はすっかり感心して聞いていた。タンポポから目が覚めて，彼女は今度は顔の黒い男の人を描き加え「外国の人」と名づけ「ハロー」と叫んだ。外の世界への広がりが見てとれた。そして最後に，踊る「あたし」を描き加えた。②私のスクィグルをスカートの裾に見立ててドレスを描こうとしたが，うまく配分できず，とうとう全面描きなぐってしまった（図 12-18）。横から母親が「やけになっている。ここに来たときが一番自分を出している。家では抑えているのかな」と言う。③彼女のスクィグルを私が人の頭部に見立ててまゆげを描いたら，「○○○にしたら。あたしが描く」とばかりに横から手を伸ばして，母親の顔にした（図 12-19）。目，鼻，口を描いて，でも横から描いたので顔の造作が斜めになってしまった。私が〈ピカソの絵だわ〉と叫ぶと，ピカソを知らないゆきちゃんに向かって母親が解説を始めた。「ピカソっていう画家はね，最初は当たり前の絵を描いていたんだけど，あとの方になって一風変わった絵を描くようになったの。横向きなのに目が二つあったり，目や鼻が曲がっていたり。でもね，その方が売れたんだって」。ゆきちゃんも私も，母親の解説に聞きほれていつしかうなずいていた。そして，このとき初めて，あばたのないお母さんが描かれていることに気がついた。1 回目，2 回目といびつな形で母親像が描かれ，いつになったらきれいなお母さんが描かれるのかなと，密かに待っていたのだ。この回で初めて，いびつな母親の部分ときれいな母親の部分

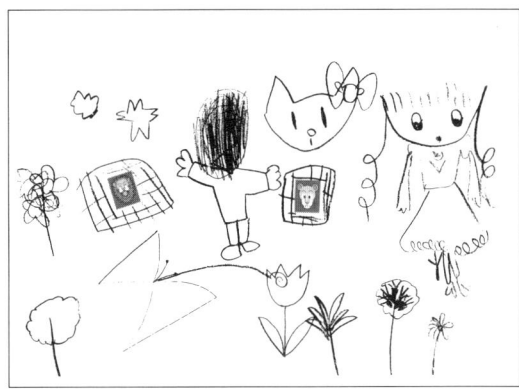

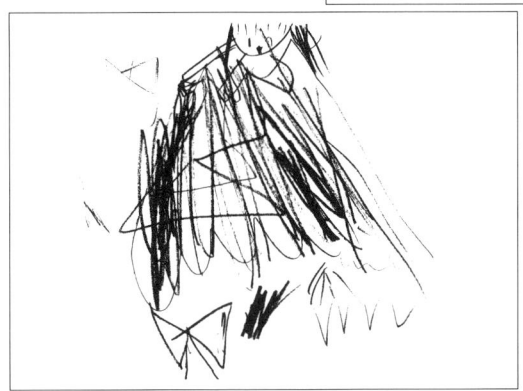

図 12-17

図 12-18

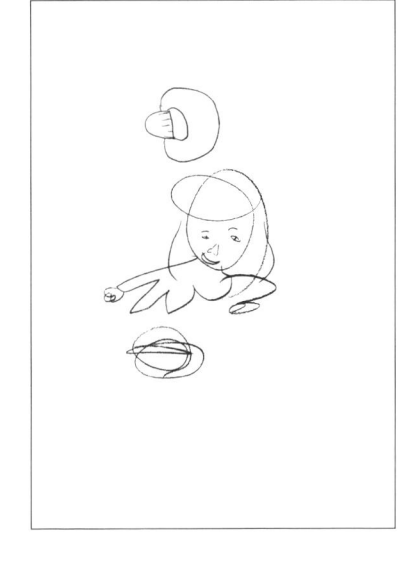

図 12-19

第 5 章 子どものファンタジー　113

図 12-20

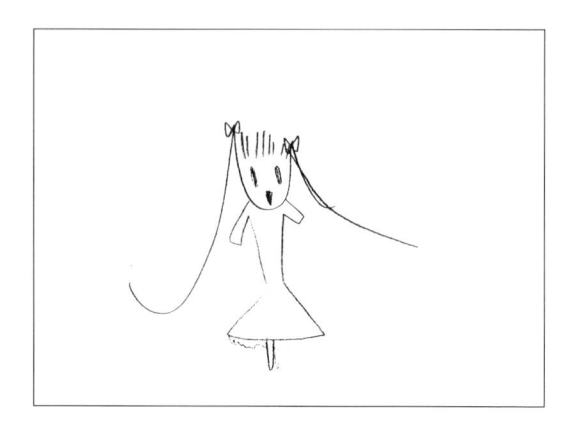

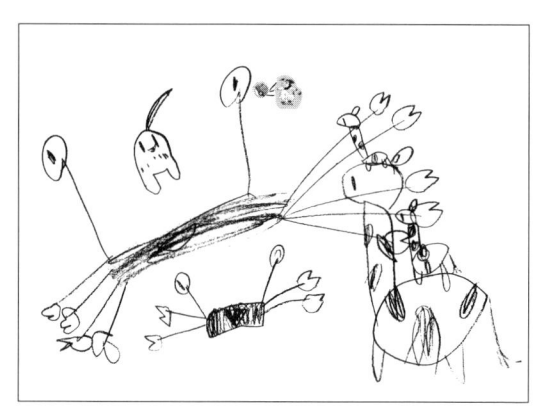

図 12-21

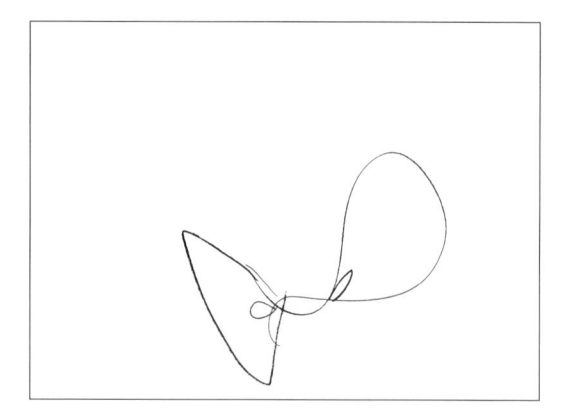

図 12-22

図 12-23

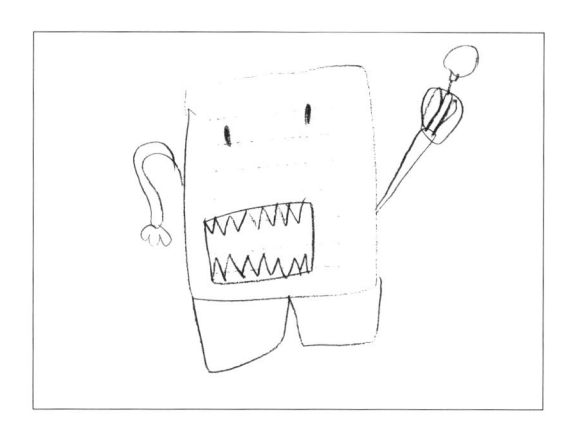

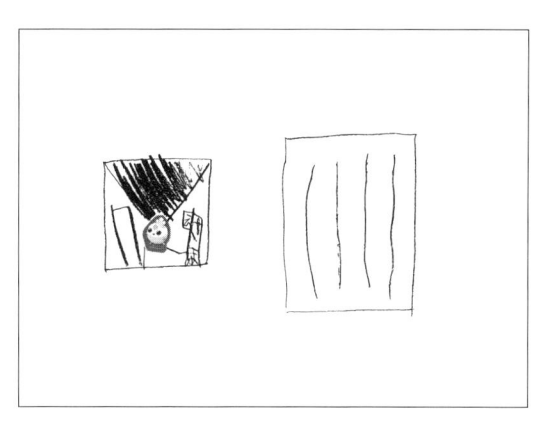

図 12-24

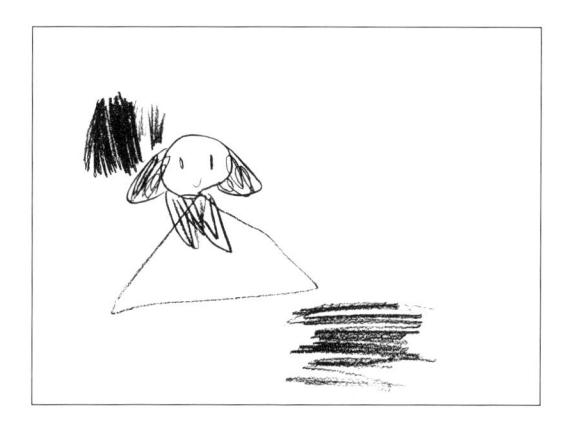

図 12-25

第5章 子どものファンタジー

が子どもの心のなかで統合されたという印象をもった。④私のスクィグルを女の子にした（図12-20）。⑤彼女のスクィグルを私が空飛ぶタンポポにしたら，カニとカニの子どもに変え，さらにキリンの母子を描き加えた（図12-21）。カニの手には"カットする鋏"というよりチューリップのような可愛いハサミがいくつもついていた。母親が「みんな遠くを見ているね」と言うと，彼女は「カニさん見ているの。カニさん笑っている」と訂正した。カニは父親なのだ。⑥私のスクィグルをキティちゃんのリボンに変えた（図12-22）。初回面接のときと違って，私の線に添わせたソフトなリボンだった。⑦彼女の真四角のスクィグルをお手紙にしたら，どーもくんというキャラクターに変えた（図12-23）。⑧私のスクィグルを彼女は封筒に変えて，宛名を母親の名前に，差出人を自分の名前にした（図12-24）。私が横に便せんを描き加え，破線で罫線を引いていたら，「ちょっとちょっと，ぽつぽつ書くのはあたしでしょ」と横取りした。そして最後に「ハイあげる」と，仕上がった絵を母親にプレゼントした。⑨自作自演で，うちわをもったお雛さまを描いた（図12-25）。

描き終えて，母親からためいきがもれた。「ここで描く絵と家で描く絵は違う。もってきましょうか。家では当たり前の絵しか描かない」という。私が〈気持ちのなかにはいろいろな思いがある。常識外れのことだって考えるかもしれない。だから当たり前の絵じゃなくても不思議はない〉と感想を述べると，「家ではすべての面で違う」と繰り返す。最後に，〈私からみると子どもらしい普通の子ども。家ではゆきちゃんがお母さんのことを気づかっているのかもしれないわね〉と伝えた。

* * * * *

短期間の治療でしたが，大きな変化を感じたのは4回目でした。母親の詩を口ずさむようなタンポポの説明や，ユーモアあふれたピカソの解説に，子どもは目を丸くして聴き入っていました。母親はごく自然で輝いて見えました。母親のもてるリソースによって，治療構造は二者関係から三者関係へと流れたのでした。このとき私は，この母親は子どもの目を自分にくぎづけにするだけ

でなく，もっともっと広い世界，想像豊かな世界に向けることのできる人だと感じました。もし母親がいなければ，転移の解釈に四苦八苦していたことでしょう。子どもの精神療法が二者関係と母親転移に終始するとしたら，どのようにして三者関係へとつなげていけばよいのでしょう。

　母親のまなざしが外の世界に向けられると，自然と子どもも外へ向かいます。こうして外の世界に目を転じた子どもは，もはや母親の網の目に捕われることも悪い母親に脅かされることもなくなり，母親にラブレターを書くことができるようになったのです。

　母親同席のもと子どもとスクィグル・ゲームを交わすことで，風通しの良い治療が目されます。同席することで母親は，困った子どもに同伴する困った人から，子どもを支え治療の一翼を担う主体的な人へと変化します。家庭では描いたこともないような子どもの絵を目の当たりにして母親は驚き，衝撃を受け，認識を新たにします。子どもの描く一枚の絵が何百ということばよりもはるかに説得力があることに，治療者も気づかされるのです。

ファンタジーのなかの母親

　母親というものは子どもの心のなかでどんなふうに映るのでしょうか。現実のお母さんは一人しかいないのに，あるときはおぞましい鬼のように見えるし，また別のときには慈悲深い仏様になるようです。ウィニコットのいうように，子どものまわりには何人ものお母さんがいるようです。小さいころ母親の胸に顔を埋めて眠りについた安心感を思い起こすでしょう。ゆきちゃんの母親が「お母さんってほわっとしたイメージがある」と語ったように，誰しも母なるものへの憧れを抱き続け，永遠のイメージを追い求めているのかもしれません。

　それでも，ときとして怖い母親に脅かされるような不安に襲われることがあります。そんなとき，小さな子どもは遊びや絵のなかで，もう少し大きくなると文化や芸術を通して，悪い母親を再体験し克服します。実のところ，ゆき

ちゃんはファンタジーを練り上げ，さまざまな母親像を描いてみせました。初回面接で，自分の描いたスクィグルからいちはやく「いちご」を連想したゆきちゃんは，あっというまにいちごに手足を生やし，さらに目と口を描き加えて「いちごのお面をかぶったお母さん」にしました。絵を描いたゆきちゃん自身も驚いて，ことばが出なかったほどです。甘いいちごのお面の奥で，お母さんってほんとうはどんなのだろうと，この小さな子どもはいろいろに思い描いていたのです。確かに母親というものは，本音を出さず仮面をつけているだけなのかもしれません。子どもにとってはとらえがたい存在なのです。だから子どもは，想像をたくましくして，いろいろな母親像を描いてみせるのでしょう。

さて，いちごのお面には種がプツプツついていましたが，ボールのお母さんの顔には何やらペタペタ張りついていました。子どものファンタジーのなかのお母さんの顔は，どうしてこんなにあばただらけなの？　現実のお母さんとは大違いです。どんな母親でも子どもに欲求不満を起こす悪い母親の部分を備えているし，それが子どもを脅かすまでに強大になったとき，こんなふうに描かれるのかもしれません。ボールのお母さんを描いたゆきちゃんは，「ボールだから投げられる。だけど足があるからケガしないよ」と，ことばで母親への攻撃と償いを表わしました。一方，「おばけのお母さん」は『白雪姫』の継母さながらです。『ヘンゼルとグレーテル』も『シンデレラ』だって，良い母親と悪い母親を分裂しています。昔から語り継がれてきた童話が，誰もが抱く悪い母親への憎悪を肩代わりしているのかもしれません。ゆきちゃんは，醜い母親像を描くことで，自分のなかの母親への悪意を整理していたのかもしれません。すなわち，ファンタジーの力を借りて現実に対処していたのです。

共有されるファンタジー

私はゆきちゃんがつくりだしたイメージの数々をファンタジー（空想）と呼び習わしてきましたが，ウイニコット（1971）[57]は，空想と想像を区別することもあったようです。空想と想像の字句上の違いを論じることは私の能力を超

えていますが，考察したいと思います．浜田（1993）[14]は，想像が現実からかけはなれるとき空想と呼び，想像と空想を現実性の度合いによって区別しています．また老松（2000）[37]は，想像はアクティブな活動であり創造的な中間領域に属するものであるとみなし，パッシブな空想から区別しています．このように，空想というと非現実的で非生産的であるような印象を受けますが，それは大人の視点に立った見方ではないでしょうか．もし現実と空想のけじめをつけない子どもの空想に思いを馳せるならば，想像と空想の壁がとりはらわれるに違いありません．絵本作家のトールキン（Tolkien, 1964）[52]はむしろ，空想に「真実の内部に調和」を与える力を付与しています．

パーソンズ（Parsons, 1995）[40]は，「分析でファンタジーというのは防衛の塊だという形でマイナスに考えた時代がありますが，……分析の歴史においても，ファンタジーが価値のある，そして創造的なものであるというのを受け入れるのは時間がかかりました」と述べています．一方，ライクロフト（Rycroft, 1968）[42]は，「はたして空想が逃避的なものであるのか，それとも創造的なものであるのか，はたまた空想が防衛的なものであるのか，それとも適応的なものであるのかを決着したり，また，空想がいつ逃避的なものとなり，いつ創造的なものになるかを決着したりしようとすれば，精神分析学は芸術が抱えるのと同じ困難に直面することになる．しかしながら，創造的で想像力に富んだ活動が，無意識の非言語的空想の関与を伴っていることは，広く認められている」と述べています．

子どもの無意識のファンタジーが創造的なものになるために，治療者は胸を貸し，現実の治療者というキャンバスのうえに絵を描いてもらう必要があります．子どものファンタジーを二人して共有するのです．そうしないと，子どものファンタジーは糸の切れた風船のようにどこかへ飛んでいってしまうでしょう．他者と共有しうる空想，すなわち現実を再発見するような空想ならば，その空想は適応的なものになります．絵本作家であるセンダック（レインズ，1980）[25]は，「成功するファンタジーは，すべて生きている事実に根ざしたものなのです」と述べています．

ファンタジーの世界で，母親のネガティブな側面（ゆきちゃんがネガティブだとみなした側面）を次々と描きだし，ほんとうの自分を発揮したゆきちゃんは，母なるイメージをみずから塗り替えていったのでした。もしこのとき母親が，自分の存在を知らしめ，環境としての母親以上であることを主張するならば，子どもは自由に自分を出すことができなかったに違いありません。

第6章
非言語から言語へ

　スクィグル・ゲームを始めてまもないころ，こんな楽な治療法はないと思っていました。絵を描いて楽しく遊んでいれば，子どもはひとりでにちゃんと治っていくのですから。スクィグル・ゲームは非言語的アプローチとばかり信じ込んでいましたので，ことばでやりとりしたり難しい解釈を与えるより，ただ味わっていればよいのだと思っていました。そうとも言い切れない，ということに気づいたのは最近のことです。これは大切なことです。
　4，5年前のことですが，北山（1997）[22]の論文に触発された私は，母子像の勉強を始めていました。共同注視（joint visual attention）という用語に触れたのも，北山の論文が初めてでした。以後，共同注視の歴史を繙いたり，母子浮世絵を用いてリサーチをすすめたり，また目の前の母子が共同注視するのはどんなときだろうか等々観察してきました。リサーチの結果，母子が何かを共同注視することで，母子間の「甘え」（母子相互の依存欲求）が軽減され，子どもの身体症状が少なくなり，しかもことばによる交流が増えるということがわかりました（白川・石川，1999）[49]。小児科学会で発表したところ，小児神経学の先生方から，自閉症領域では共同注視という用語があったけれど，小児科領域で耳にしたのはこれが初めてだ，と言われました。今日まで小児科では，赤ん坊と母親が目と目を合わせてコンタクトをとること（eye-to-eye contact）に力点が置かれていたのです。母と子のきずなの形成に心をくだき，どんなふうに母子を接触させるかということに関心を抱いてきたからです。eye-to-eye contact もその一つの手だてでした。

やがて,『ジョイント・アテンション』(1995, 邦訳1999)[29]が出版され, にわかに脚光を浴びるようになりました。それによると, 赤ん坊は生後5, 6カ月にもなると, 母親と見つめ合うことに興味を失うというものでした。目から鱗が落ちる思いでした。ああそうなんだ, 心配しなくても, 子どもの方からちゃんと飛び出していくんだ。だから, どんなふうに母親が子どもから手を引いていくかということの方が大切なんだ。このとき母子間に, 物でも人でもいいから何かの対象(object)が存在し, その第三者を見つめ合うことで, 母子分離の痛みは和らぎ, 子どもは新たな言語の世界へと送り出されていくことがすすう理解されるようになりました。リサーチの結果を裏打ちするような理論でした。そういえば赤ん坊は, 家のなかでぐずぐず泣いていても, 外に連れ出すとすぐに泣きやむ, ということが頻繁に観察されます。小児科医として育児相談に携わっていると, 育児の悩みのほとんどが共同注視によって解決しうるようなものであることに気づきます。たとえば指しゃぶりにしてもことばの遅れにしても, 心配のあまり子どもと見つめ合うだけでは解決しません。母子がeye-to-eye contactから共同注視の姿勢をとり, 二者関係から三者関係へ移行するやいなや, たちまち悩みが消失してしまうのです。まだことばのしゃべれない赤ん坊が母親の読んでくれる絵本に見入る, ということもよくあることでしょう。外の世界に触れることで, 赤ん坊の目が開かれ, 自然とことばが口をついて出てくるのです。そうなんだ, もはやお母さんと見つめ合うことに飽きちゃったんだ……。赤ん坊は, お母さんとともにながめながら, 注意を共有したり, 気持ちを共有したりし……ことばを介した交流をもちたいんだ……。

これからご紹介する症例は, 言語発達をねらってスクィグル・ゲームを行なったものではありません。それでも, 絵を共同注視することで, 予想外のことばの発達が得られました。

[13] はなちゃん

3歳1カ月, 女児。吃音。

【初回面接】

　言語発達良好で，これまで会話に不自由することもなかった。姉たちとぶつかっても，仲間外れにされても，泣かなかった。ところが最近，いつもついて遊びに行っていた姉の友達から拒否され，それでもついて行きたくて，「どうしても行きたい」と大泣きに泣いた。翌日から吃音が出るようになって，自分の名前が言えなくなってしまった。

　いつもの診察室に入ってきたはなちゃんは，いつものように診察椅子に座る。ことばに不自由しているとしたら，非言語的なアプローチしかないように思われ，スクィグル・ゲームに誘ったところ，桃色のクレヨンをとりさっそく描き始めた。そこで私は〈ちょっと待ってね。代り番こに描くのよ〉と説明して，二人でじゃんけんをした。①最初は慎重にクレヨンを走らせていたはなちゃんも，〈めちゃくちゃに描いていいのよ〉と言われると，にこにこしながら一面に描きなぐった。スクィグルの一部がゾウの鼻に見えたので，私が〈ゾウさん〉にしたところ，はなちゃんは喜んだ（図13-1）。②私の丸いスクィグルに何やら描き加えて，「シカ」にした（図13-2）。思わず〈シカ？〉と尋ねると，「ウサギにしようかな」と言って，ウサギに変更した。③彼女は，最初丁寧に，クレヨンで四角い枠をかこった。枠を家に見立て，それからその枠のなかにどんどん描き足していった。「あのね，テーブル」〈テーブルの上に何があるの？〉「ごはん」〈それから？〉「赤ちゃんのいす。これはお母さんのいす。赤ちゃんのすわるところ。これも赤ちゃん」という具合に，テーブルのまわりに赤ちゃんの椅子が3脚とお母さんの椅子が3脚描かれた（図13-3）。お姉ちゃんといっしょに遊びに行けなくなったので，お母さんと二人でお留守番かなと思った。最近では，ぬいぐるみを赤ちゃんにしたり自分が赤ちゃんになったりして遊んでいるという。一人前に何でもおしゃべりができても，3歳というとまだ赤ん坊からそう遠くないということに思い当たった。④私のスクィグルを見るなり，「ああ，アリさん」といって，「アリのお父さん」を描いた（図13-4）。〈アリのお父さんはどこへ行くの？〉と尋ねると，「おしごと」

図 13-1

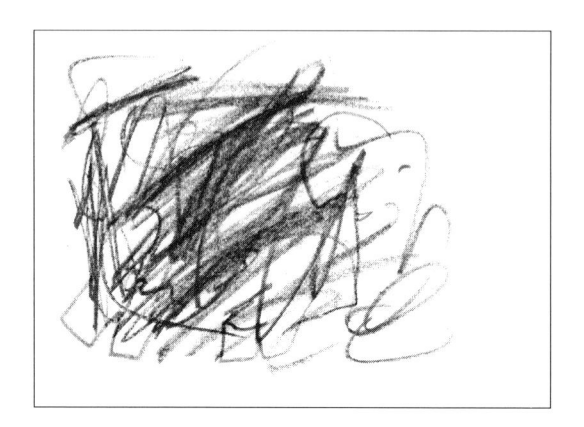

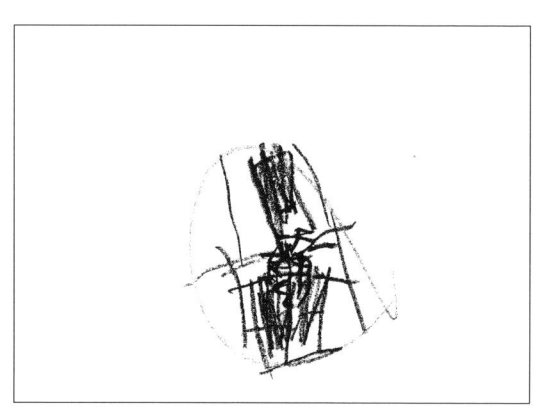

図 13-2

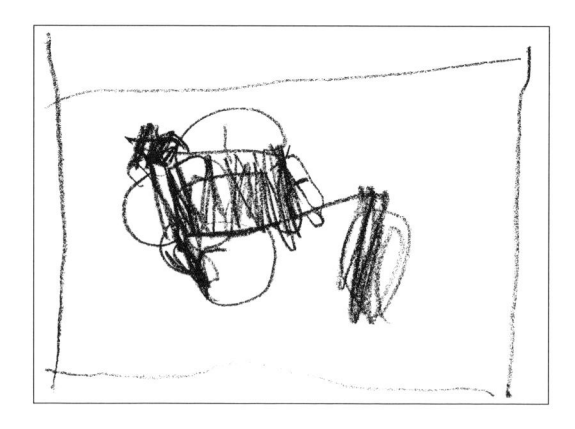

図 13-3

図 13-4

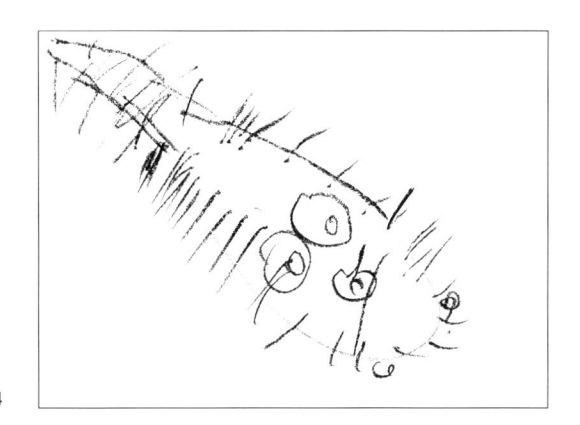

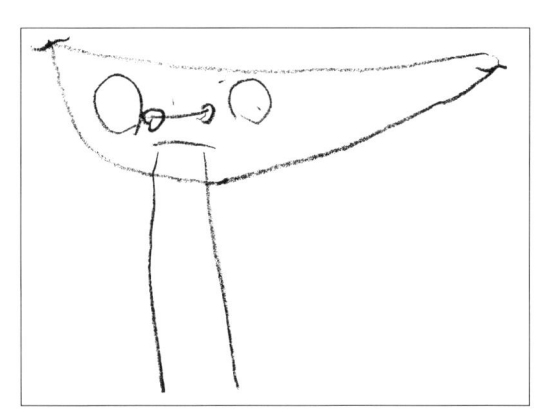

図 13-5

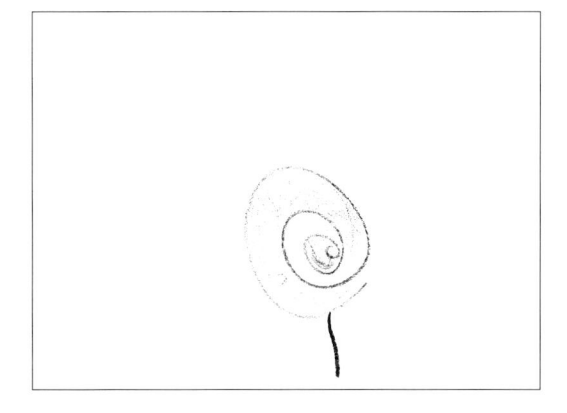

図 13-6

第 6 章　非言語から言語へ

と答えた。おうちのなかには赤ちゃんとお母さん，お父さんはお仕事，という構図が浮かび上がってきた。⑤一人で「ばいきんまん」を仕上げた（図13-5）。⑥彼女は，私のスクィグルに棒を1本つけて「あめ」にした（図13-6）。⑦また四角い枠を描いて，今度は真ん中を何色ものクレヨンで濃く塗りつぶしている。時間をかけて根詰めて……「オニ！　ツノ！」といいながら……力をこめて塗りつぶした（図13-7）。〈オニさん怒っているの？〉と問うと，「どーんした（ひっくり返った）から怒っている。痛かったから怒っている」と言う。〈オニさんは怒っているの？　泣いているの？〉と再度問うと，「泣いている」と答える。さらに，「よいしょよいしょ。時計。と，とけい」「オレンジ色で描いちゃおう」「いろんな色」「オニがお父さんに怒られて怒っている」とさかんにおしゃべりをしながら，手を動かした。いっぱい重ね塗りをしたので，黒っぽくなって，形が読みとれなくなってしまった。⑧私のスクィグルを「め，めがね」に変えてから，今度は「チョウチョウにしよう」「（チョウチョウの）足が痛くなった」「時計」「アシカになった。動物園で見たよ」とさかんにおしゃべりをする。すぐに単語が出なくて吃音になることが1, 2回あったものの，ほかはまったくスムーズにお話しができる。⑨赤色のクレヨンを選び，左上のすみっこに「こんなにちっちゃな赤ちゃんが入るおうち」を描いた（図13-8）。さらに，「大きなおうちもつくってあげようか」と言いながら，大きなおうちを描きなぐり，「いすもかけた」「もう一つのいすも」「赤ちゃんのいす」「ほら，テーブル」などとおしゃべりをする。〈はなちゃんはどのお椅子に座っているの？〉と問うと，姉もいっしょと言う。このおうちには姉の椅子もあるらしい。⑩幾何学模様を描いた（図13-9）。⑪多色で塗りながら，「にんげんがいて，それから赤色で塗って，ああ思いついた。電車だ」と言う（図13-10）。⑫〈今度は何ができるのだろうね〉と誘いかけると，「あのねおうち。もう一つおうちが描ける」と言って，大きな四角い家を描いた（図13-11）。桃色のクレヨンでめちゃくちゃに描きなぐってから，「あのね……あ！　大きな箱」「段ボール箱」という。何でもよく知っているので，〈あなたはいっぱいお話しできるのね〉と感心する。⑬「よいしょよいしょ」と言いなが

図 13-7

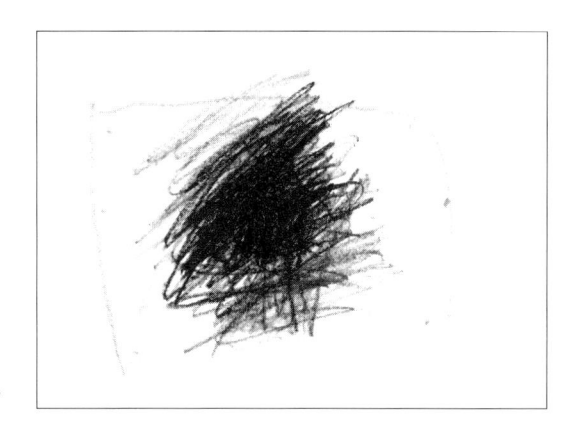

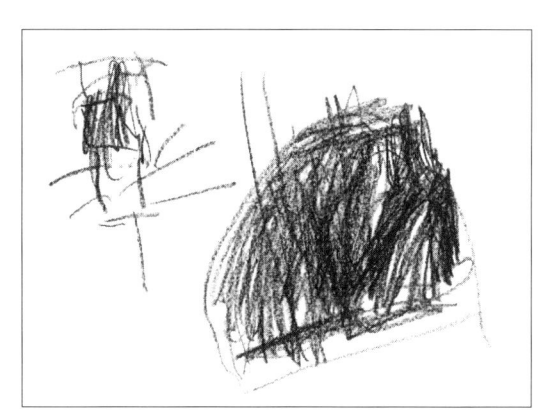

図 13-8

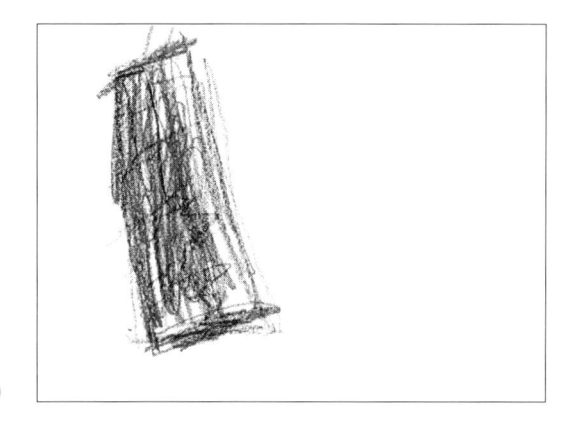

図 13-9

第 6 章　非言語から言語へ

図 13-10

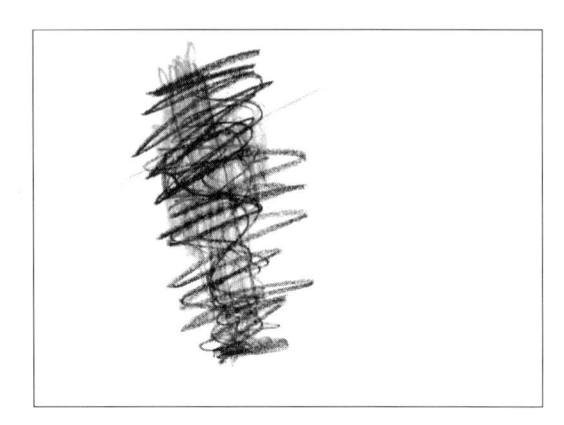

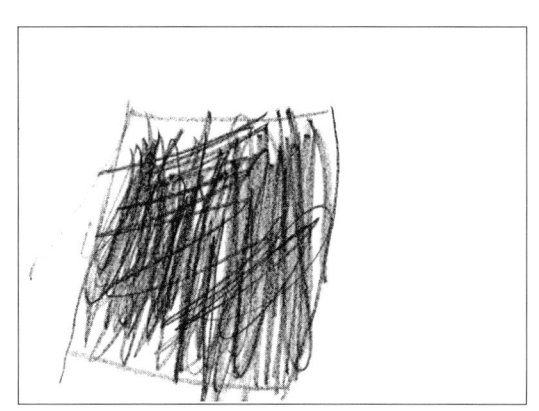

図 13-11

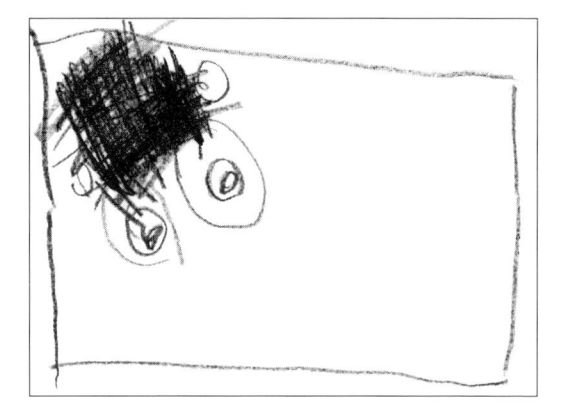

図 13-12

図 13-13

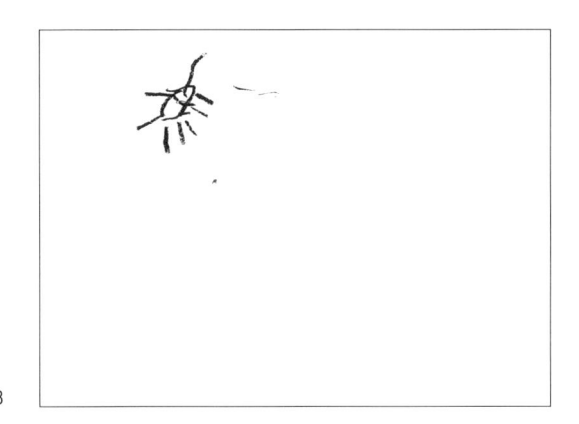

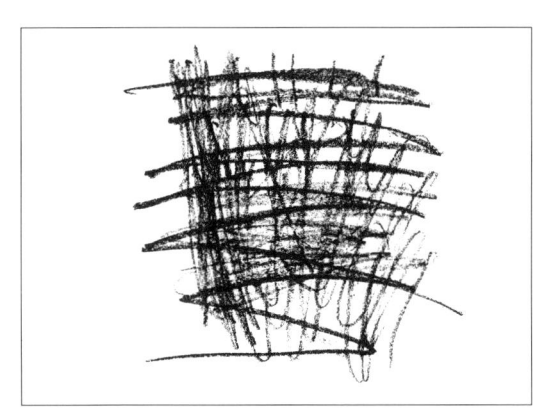

図 13-14

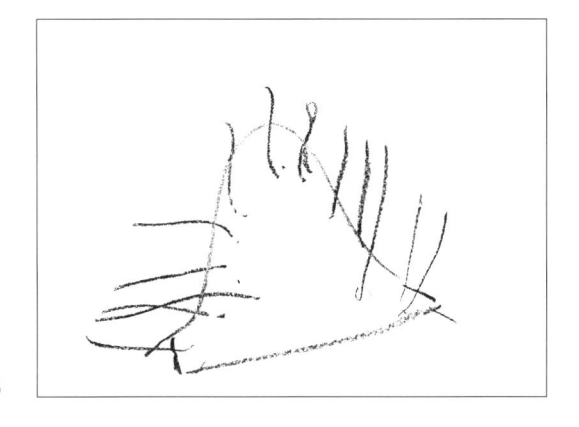

図 13-15

第6章 非言語から言語へ　129

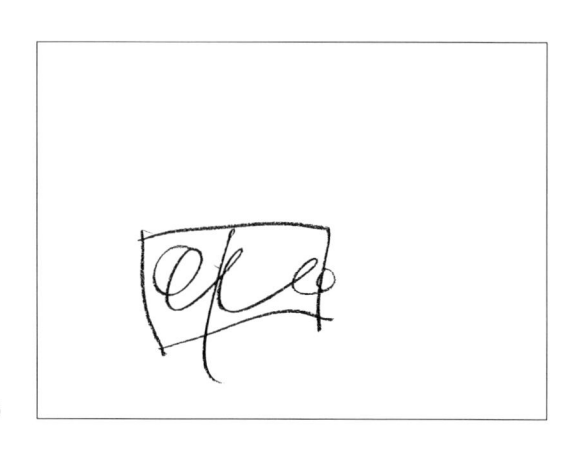

図 13-16

ら，また四角いおおきな枠を描いて，そのなかに丸いタイヤの自動車をおさめた（図 13-12）。〈車に乗って，どこへお出かけするの？〉と問うと，「おばあちゃんち」という。姉と二人で泊りに出かけるおばちゃんちだ。⑭幾何学模様の次はカエルを描いて，「できた，カエル」と叫んだ（図 13-13）。⑮「雨」にした（図 13-14）。⑯私のスクィグルを，彼女は「山」にした（図 13-15）。木がいっぱい植わっていた。⑰また幾何学模様を描いて，「段ボール」と名づけた（図 13-16）。最後に，治療者から〈いっぱい絵を描いて，いっぱいお話したね。はなちゃんはお話がじょうずなのね〉とコメントした。

　自由連想さながらに，あっというまにさまざまのイメージが描きなぐられた。イメージの豊かさに治療者は圧倒された。生後 3 年間ですでに子どもは，なんと豊穣な世界をもっているのであろう。個人的な経験という引き出しのいくつが解放されたのであろうか。
　自由連想に物語を読みとるのは無理なように思う。しかし，赤ちゃんとお母さんだけのおうちからお父さんが仕事に出かけ，怒ったり泣いたりするオニが現れ（濃い陰影づけと強い不安），次いでオニがお父さんにしかられ，やがて大きなおうちのなかにお姉ちゃんの場所が確保されて，電車・自動車・カエル・雨・山へと世界が広がっていったように思う。後半はさらりと流している

ように見える。見るものによって解釈はまた変わってくるだろう。いろいろに解釈を遊ばせてみるのもよいだろう。しかし，大切なのは子ども自身がどんなふうに意味づけたかである。子どもの言語発達の出遅れを勘案してみると，真実はうかがい知ることはできないように思う。どのような場合も，治療者は物知り顔で解釈することなどできないだろう。

　解釈がどのようなものであれ，はなちゃんが絵を描くことを真剣に楽しみ，描きたいものが描けるようになり，話したいことがスムーズに口をついて出るようになったという事実が大切なのだ。

　興味深いのは，はなちゃんが紙に縁取りをして大きな枠をつけたことである。19枚のうち4枚に枠がついていた。枠は安全地帯としての家であり，枠をつけることで安心感を得ていたように思う。そしてボール箱は母親の子宮である。その後はなちゃんは，少しずつ自分の名前が言えるようになっている。

[14]　たかしくん

5歳1カ月，男児。ことばの遅れ。

【初回面接】
「年長さんになったのに長い文章を言わない。長い文章だと聞き取れない。同じことを繰り返し何度も聞いてくる。幼稚園に行っても友達ができない」ため，紹介され受診。母親に伴われ元気に入室したたかしくんは，診察机の上のクレヨンを目ざとく見つけ，喜び勇んで青色のクレヨンをとる。①さっそくクローズド・サークル（閉じた円）を描きなぐって，自分から「ふうせんがいい」とリクエストするので，私は風船に見立ててピンクの糸をつけた（図14-1）。いかにも楽しそうににこにこしている。子どもと治療者のあいだに，絵をやりとりして遊ぶ共通の空間がたちまちのうちに醸し出された。②私の小さなクローズド・サークルを彼はメガネに変えた（図14-2）。お父さんのメガネの話に

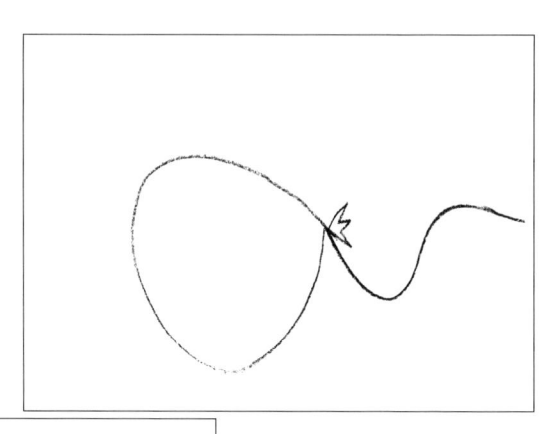

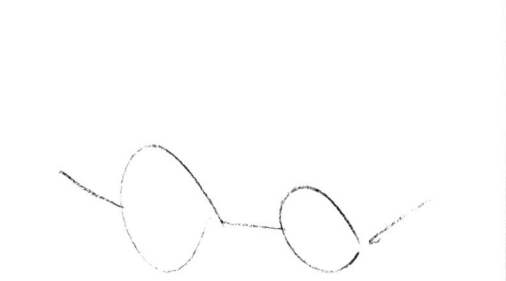

図 14-1

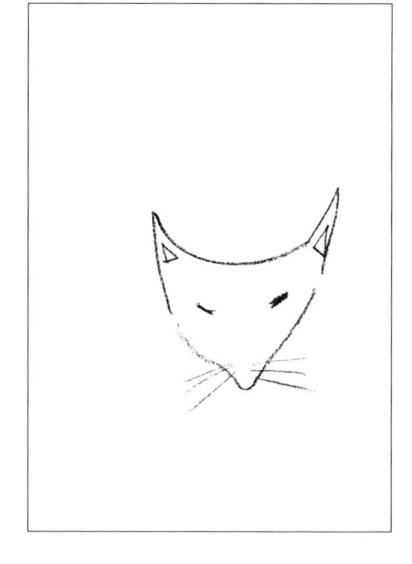

図 14-2

図 14-3

132

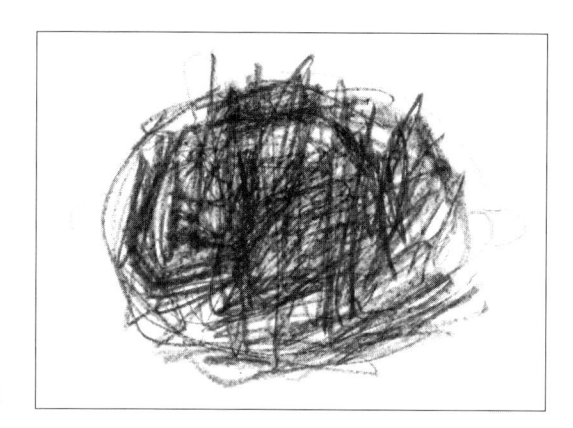

図 14-4

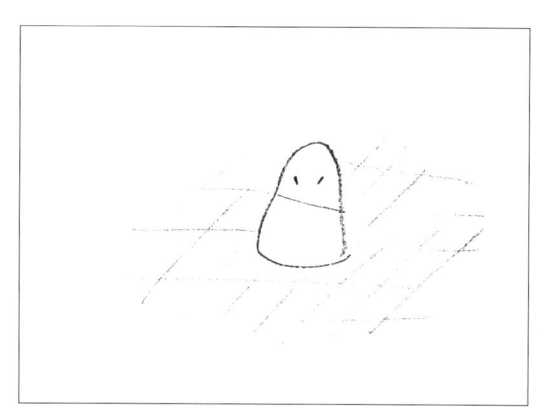

図 14-5

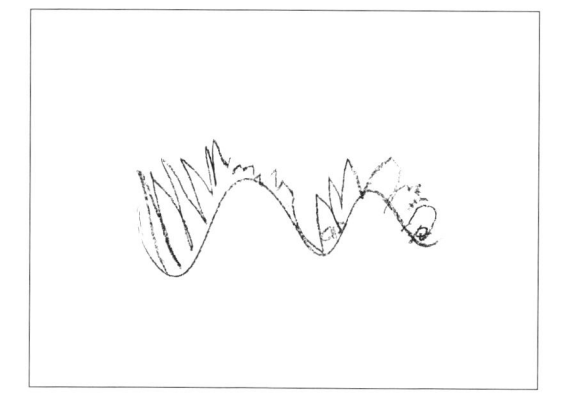

図 14-6

第6章 非言語から言語へ　133

なった。③彼のスクィグルを，私はピンクのキツネに変えた。それを見たたかしくんが，一語一語区切るように「キツネに変身した」と言った（図14-3）。④私の大きなクローズド・サークルをレモンに変えて，「ちょっと変わった色だね。ちょっとレモンに変身した。これ葉っぱね」とさかんにおしゃべりをした（図14-4）。⑤彼のまんまるいスクィグルに，私が目ともち網を描き加えて，〈おもちが熱い熱いと言って怒っている。おしりが熱い熱いと言っている〉と言うと，彼が「ぱくぱくぱく」と言いながらおもちを食べるまねをしたので，みんなで大笑いをした（図14-5）。聴覚-音声回路と視覚-運動回路が統合されたのである。⑥私の波形のスクィグルに木々を描き加えて山にした（図14-6）。「山だ。かぶと虫のメスを描こう。つぎ，コウモリがいる。コウモリここにいるよ。虫かごに入れてつかまえるんだ」などとおしゃべりをした。⑦彼のスクィグルが草原に見えたので，私がチョウチョウとヘビを描き加えたところ，「くじゃくちょう」「しまへび」と名づけた（図14-7）。⑧私のスクィグルを波に見立て，「これ波。カニ，いやお魚を描こう。おたまじゃくし，めだか。カメにしよう。くさがめ。これ川」などとおしゃべりしながら描き入れた（図14-8）。⑨彼のスクィグルに自動車を描き加えたところ，「これ道路。つぎバス描く」と言って真四角のバスを描き加えたので〈バスは大きいね〉とコメントした（図14-9）。⑩私のスクィグルを見るなり「トンネル！」と声をあげた。「トンネルから出てきたところ」と言って，電車を描き加えた（図14-10）。

　スクィグル・ゲームが終わって付添いの母親に，〈コンタクト良好で，文章も出ています。これまでは大人からのメッセージがちゃんと伝わっていなかったのではないですか。視覚的なイメージに助けられて聴覚的な理解が深まるようです〉と伝えた。

【2回目】
　ITPA（言語学習能力診断検査）を施行。全PLA（言語学習年齢）は年齢相応であったが，「文の構成」は2歳6カ月，「ことばの表現」が4歳0カ月水

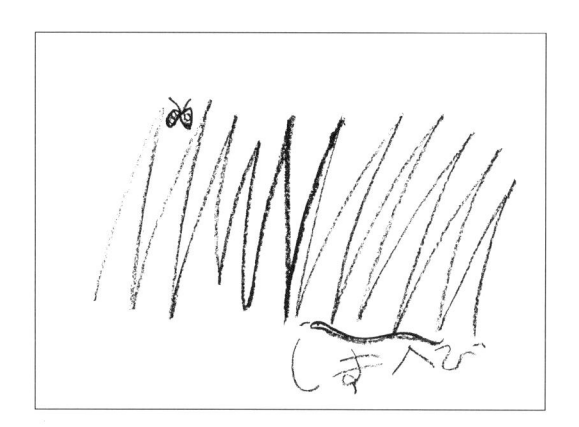

図 14-7

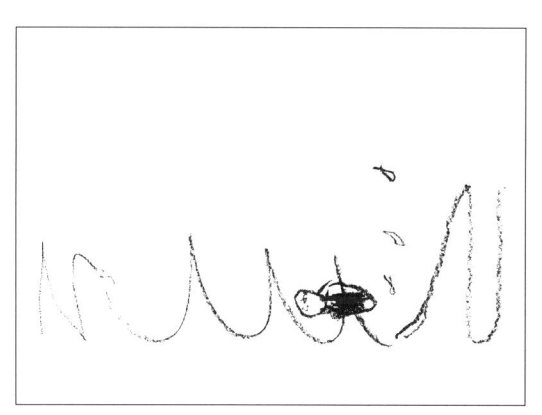

図 14-8

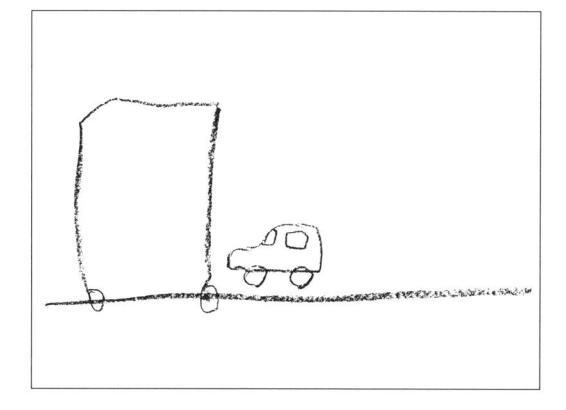

図 14-9

第6章 非言語から言語へ

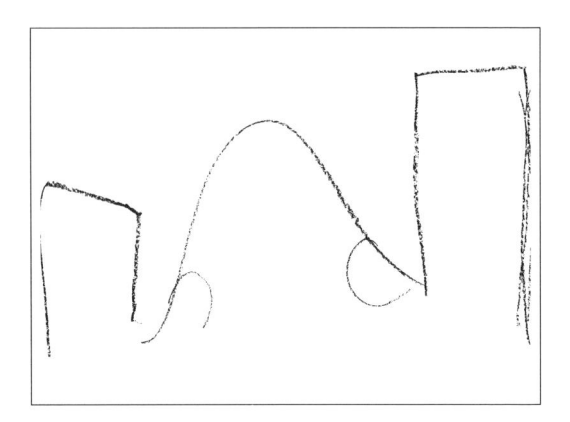

図 14-10

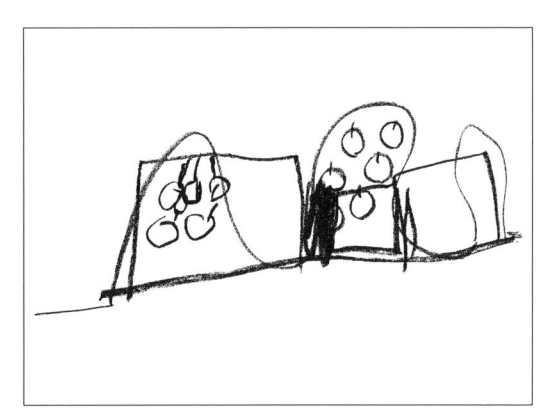

図 14-11

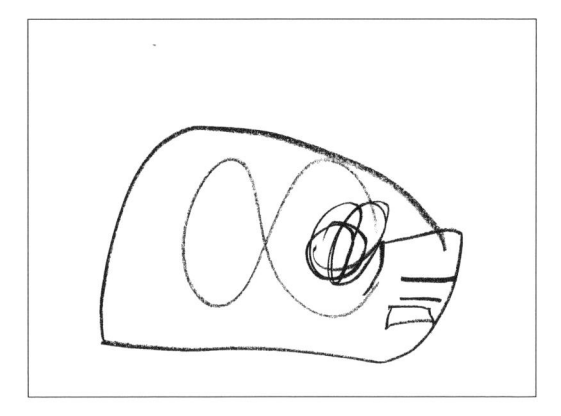

図 14-12

準で，聴覚−音声回路に問題があることがわかった。ただし「ことばの理解」（単語の理解）に遅れはなかった。

【3回目】
　友達ができないことが心配だったけれど，友達に誘ってもらったり，お昼もいっしょに食べて楽しくやっているという。動的人物画では，紙に向かって「描けない」とこぼしながら，少しずつ絵を仕上げ，「仕事（ポツリと言う）」「仕事していました」「ビルの男が仕事している」などと，次々と新しい文をつくり出した。①スクィグル・ゲームでは，自分は赤色のクレヨンを取り，治療者には黄色のクレヨンを渡して，さっそうと描き始める（図14-11）。自作自演で仕上げながらお話してくれる。「サクランボの木」ができたので，〈じゃあ先生はリンゴの木〉と言ってリンゴの実を描いたところ，彼はリンゴの木のまわりに「ケーブルカー」と「ケーブルカーが通るところ」を描いた。②私のスクィグルを彼は「何か見るところ」に変えて，お金が出てくるところと説明した（図14-12）。③彼のスクィグルを私はリボンをつけた女の子に変えた（図14-13）。④私のスクィグルを彼はとんがり山に変えた（図14-14）。⑤彼の四角いスクィグルを私が〈僕の好きなテレビ〉に変えたら，「何か描いて」とリクエストするので，ピカチューを描く（図14-15）。⑥私のスクィグルにフグを描き加えて，「フグがいます」と説明してくれた（図14-16）。⑦「あらしにしよう」（図14-17）。⑧「おばけ」（図14-18）。

　その後，日々ことばが豊かになり，幼稚園の担任から「ことばが増えてきています。大丈夫です」とのコメントをもらったという。母親からも「絵を描いてから全然違ってきた。お兄ちゃんとのやりとりを聞いていたら『だってお母さんがテレビ見ていいよと言ったよ』と反論していた。しゃべれるようになった」との感想が聞かれた。

　一般に子どもは，4歳ごろまでに母国語の言語体系の基本を習得し，日常会話には不自由しなくなるといわれる。たかしくんはITPA検査上，全言語学

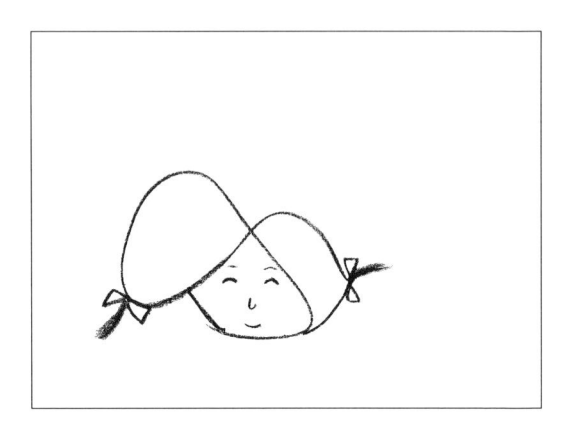

図 14-13

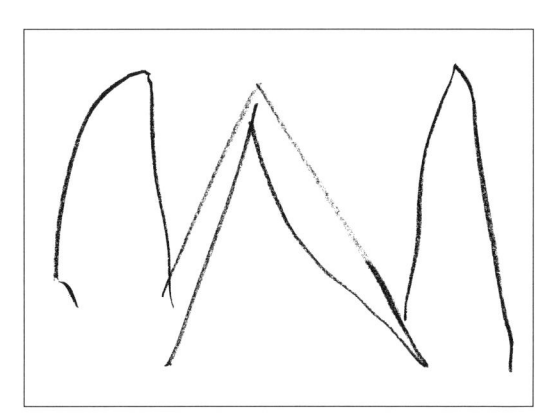

図 14-14

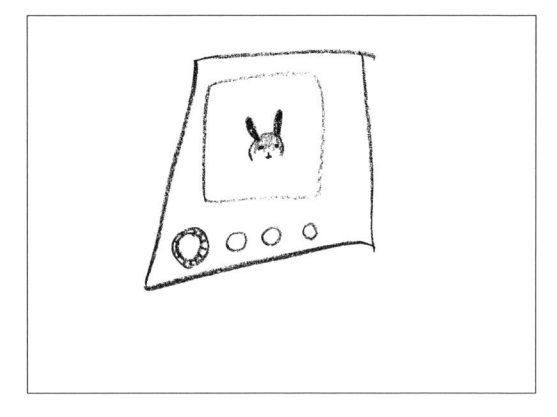

図 14-15

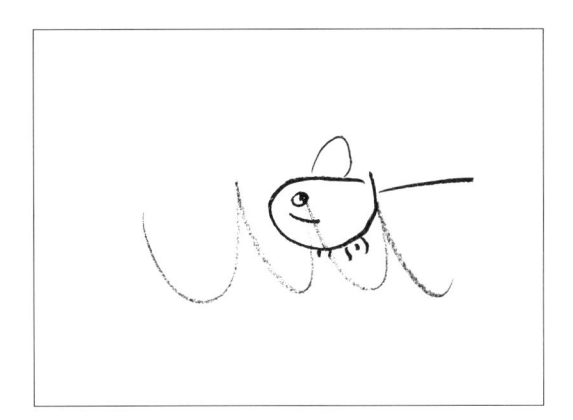

図 14-16

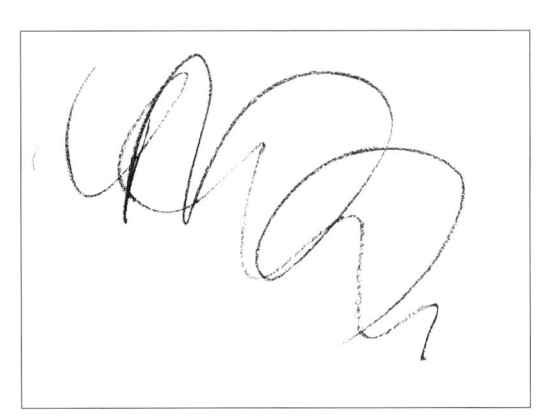

図 14-17

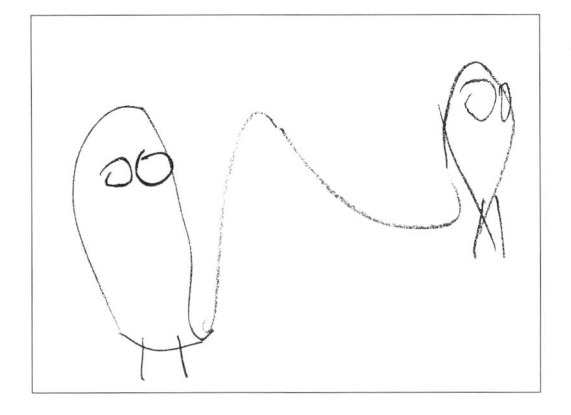

図 14-18

第6章 非言語から言語へ

習能力は正常，視覚-運動回路が平均を上回り，聴覚-音声回路に遅れがみられた。長い文章が聞き取れないのに「ことばの理解」で高得点を取ったのは，「ことばの理解」が耳で聴いた単語を絵によって同定するという，視覚の助けを借りた検査だからだと思われる。おそらく単語あるいは短文ならば理解できるだろうし，そこに視覚というチャンネルが入ればより理解力が高まることが示唆された。

　スクィグル・ゲームのなかでの交流は，まさに，この視覚的な手がかりをもとに，ことばが行き交うところで発生する。視覚的な刺激と会話の双方が相まって，子どもの想像力や創造性がいよいよふくらんでいく。心のおもむくがままに手を動かした子どもは，ことばもより自由に操れるようになるのである。

　たかしくんがすみやかに語彙を伸ばすことができたのは，私の描いたスクィグルに同調しようとして，あるいは私がどんな反応を示すだろうかと想像しながらスクィグルを投げかけることで，すなわち間主観的なかかわりのなかで，積極的にゲームに参加したからである。

[15]　けいこちゃん

5歳5カ月，女児。腹痛。

【初回面接】
　運動会後，腹痛を訴え，「痛いから行けない」と登園をいやがる。母親は，「幼稚園でおとなしい。思うようにできないときに我慢して，精神的に……」と言って涙ぐむ。思ったことをことばで表現できることを治療目標に，スクィグル・ゲームに導入した。①けいこちゃんと私のあいだで，以下のようなやりとりが交わされた。〈絵を描こうか。どんな絵が好き？　何かめちゃくちゃ描きしてごらん〉。けいこちゃんは口を閉ざしたまま，ギザギザのスクィグルを描く。私は草原に見立てて，テントウムシを描き加えた（図15-1）。それを見

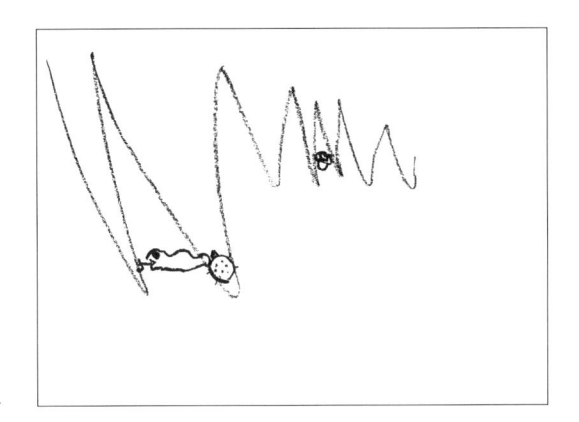

図 15-1

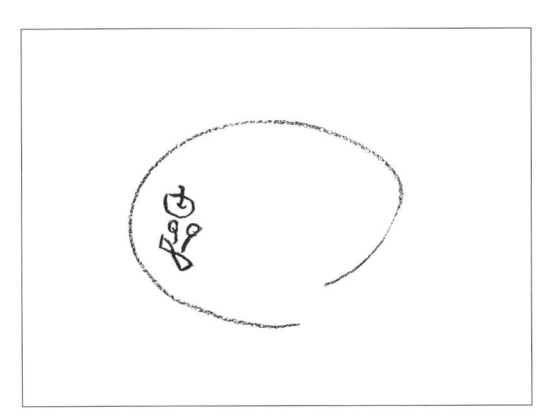

図 15-2

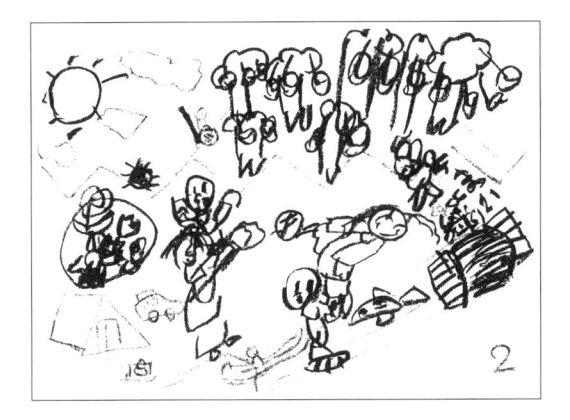

図 15-3

第 6 章　非言語から言語へ　　141

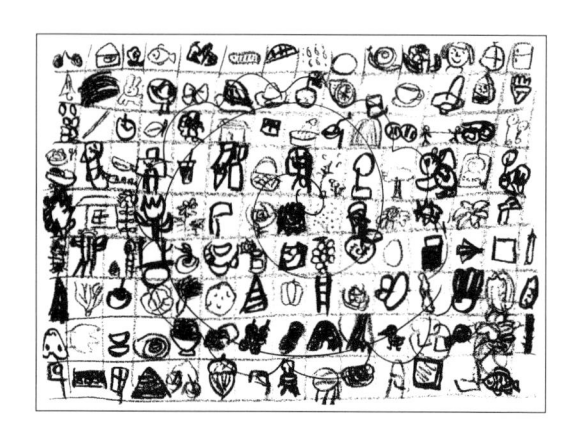

図 15-4

たけいこちゃんが,「草のなかにテントウムシさん隠れている」と初めて小さな口を開いた。さらに,「それともお花もいいね」と言って, ニコニコしながら花を描いた。「それからヘビ, ヘビも隠れている」としゃべり始める。けいこちゃんが生き生きとしてくるのが手にとるようにわかった。②今度は, 私がオープン・サークル（開いた円）を描く。けいこちゃんはニコニコしながら, でも黙ってチョウチョウと花を描いた（図 15-2）。〈子どもは言いたいことが言えない。おうちでママとスクィグルを描いてお話してきてください〉と伝える。

【2回目】

母親と交わした9枚のスクィグルを手にして, はにかみながら入室（図 15-3）（図 15-4）。絵を媒介にして治療者とお話をする。紙いっぱいにあふれんばかりの絵を前にして, ああ, この子はこんなにいっぱい話したいことがあったのかと驚いた。母親より, 腹痛も和らぎ, 聞けば痛いというぐらいで元気で登園している, 幼稚園であったことを話すようになったと伝えられた。何よりも,「幼稚園に行きたくない」という自分の気持ちを明確化し言語化できたことに感銘を受けた。

【3回目】

　元気で登園している，幼稚園でポロっとおなかが痛くなることもあったが，さすったら大丈夫だったそうだ。子どもの自己治癒力に期待し，〈絵を媒介にして，ポジティブな感情だけでなく，ネガティブな感情も聞いてあげてください〉と伝え，治療終結した。

[16]　けんたくん

　6歳1カ月，男児。社会的認知の障害。不登校。

　5月の連休明け，「唾液を頻回に吐き出し，舌を突き出す発作を繰り返す」ため，紹介され受診。発作時の脳波，CTに異常がなく，学校へも行きたがらないので，心理的な問題が疑われた。しょっちゅう唾液が流れ，その唾液をタオルで何度もぬぐい去るため，口のまわりが赤くただれていた。手にタオルを握りしめぼんやりした表情のけんたくんを前にして，ことばによる交流は無理なように思われ，スクィグル・ゲームを行なうことにした。知的な問題があったとしても，スクィグル・ゲームでならコミュニケーションがとれるだろうと考えたからである。

　「僕の好きな色のクレヨンをとって」との問いかけにもぼんやりしたままで，最初から奇妙な印象を受けた。そばにいた兄が小声で「水色をとって」と催促した。それでものらりくらり，動き出す様子はない。そうこうするうち黄色のクレヨンをとったが，「水色がよかった」と言ってとり直した。けんたくんは，交替して絵を描くということは一応理解できた。しかし，彼のスクィグルは散漫で読み取りにくい，めちゃくちゃ描きであった。反応も遅れ気味で，ぼんやり空を見上げながら「空」とつぶやき，水色のクレヨンでおおざっぱに塗りつぶすというような状況であった。描線はぎこちなく稚拙で，絵とイメージとが結びつかず，表現は混沌としていた。絵を取り交わすうちに違和感を抱

いた。しかし，緩慢ではあっても，こちらからの質問には的を射た答えを発し，自分の描いた絵にはちゃんと「車」「電車」「雲」「かたつむり」などと命名し，描画を介した言語的コミュニケーションや象徴としての言語の使用が可能であることが理解された。絵を6枚描き終えるころには，くだけた表情で笑顔を見せるようになった。

　今回紹介するのは4回のスクィグル・ゲームのうちの最終回のものである。このころには発作も消失し，唯一登校できないのが問題であった。慣れたもので，自分から黄緑色のクレヨンを取り，意気揚々と開始した。①いつものように，彼のスクィグルは散漫で読み取りにくいめちゃくちゃ描きだった。私は水たまりに変えた（図16-1）。②ところが，私の丸いスクィグルを，「こうしたら花丸だな」と言いながら，花丸という意味のある絵に変えることができた（図16-2）。〈学校の先生，花丸つけてくれるんでしょう？〉と尋ねると，小さな声で「うん」と答えた。まだ登校できないでいる学校のことが気になっているようだった。③彼の散漫なスクィグルを私は田んぼのなかのかかしに変えた（図16-3）。〈かかし，知ってる？〉と問うと，「へのへのもへじ」という答えが返ってきた。④私のシンプルなスクィグルのまわりに四角を描いて，「お山」と言う（図16-4）。意味が十分飲み込めず，〈反対にしてお山？　さかさまにしてお山？　お山の向こうにもう一つお山があるの？〉と尋ねると，おもむろに口を開き「ううん」と否定する。私は身を乗り出して〈じゃあ地球だ〉と謎かけすると，はっきり「違う」と断言する。〈じゃあ，なーに？　なーんだろ？　言わない？〉と不思議がると，「考えてくださーい」とじらす。〈考えてください，か。じゃあ考えるね。先生考えようね〉と言って首をかしげていると，意味あり気に「ぼく，わかるけど」と言う。〈ぼく，わかる？〉「答えを言おうか，答え」〈うん，答えを言って，答えを言って〉と何度か押し問答をした揚げ句，「額になってるの」と答えを教えてくれる。〈ああ，額。じゃあお山の絵なんだ，すごい〉と驚嘆すると，「うん，お山の絵」と胸を張って答えた。⑤けんたくんはトントンクレヨンを打ちつけながらスクィグルを描いた。〈これは何かな？〉と私が不思議がっていると，小さな声で「答えがわかった」と

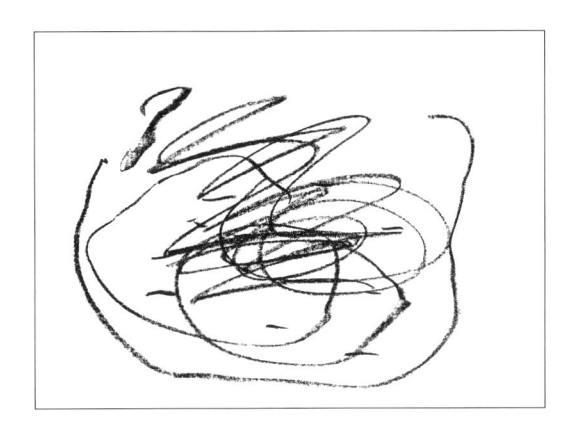

図 16-1

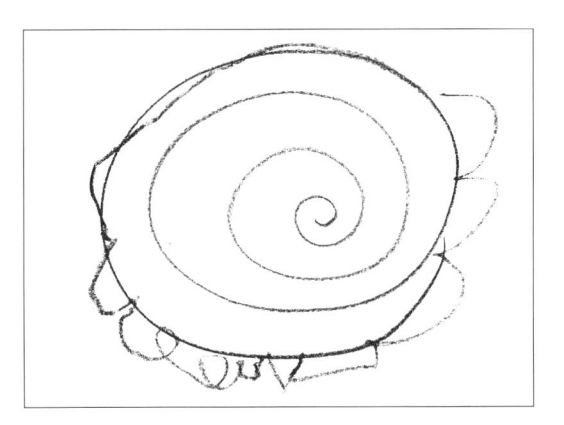

図 16-2

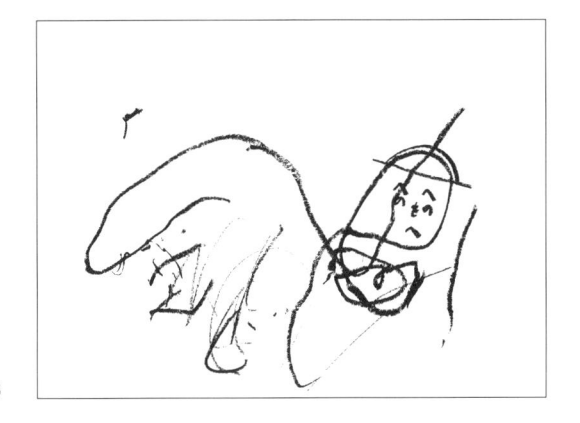

図 16-3

第 6 章　非言語から言語へ　　145

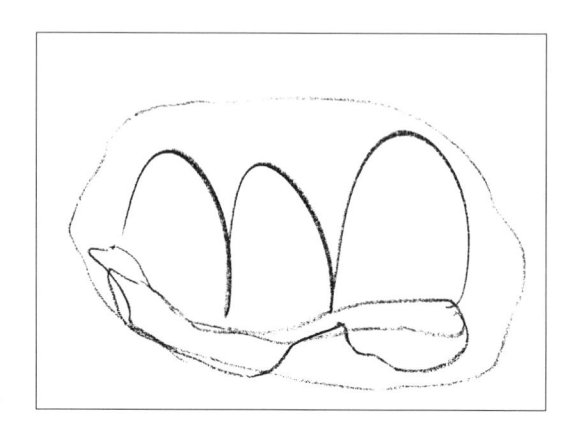

図 16-4

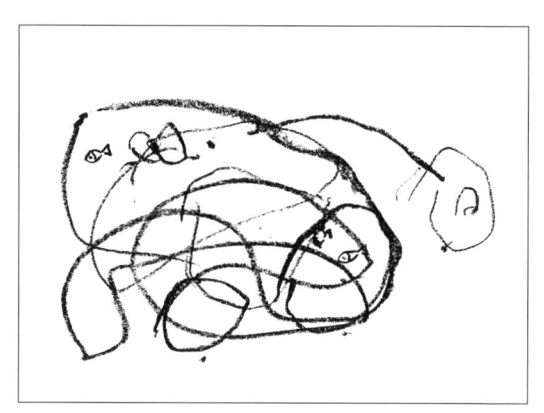

図 16-5

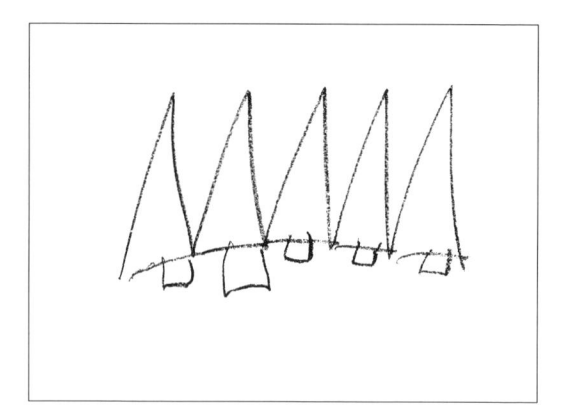

図 16-6

146

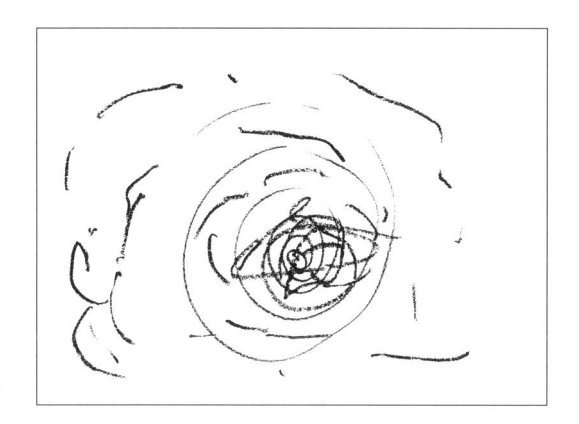

図 16-7

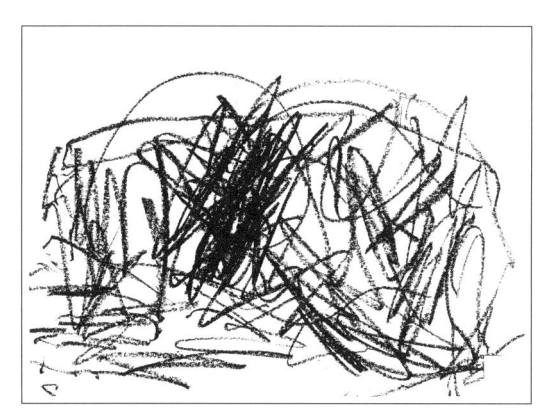

図 16-8

言う。「ぼくはわかってるね」「ぼくはわかってるんだ」と繰り返し，最後にはっきりと「池」と答えた（図16-5）。〈ああそうか。お山もあるし池もあるんだ。池のなかにお魚さん，泳がせていい？〉と尋ねると，「いいよ」とぶっきらぼうに答える。魚を描いていると，ため息をつくように「はっぱがあった」と指さす。形とイメージが結びつかないので〈はっぱ？？〉と首をひねっていると，さらに「はっぱの上にカエルさんがいる」と言う。〈これがカエル？〉……「カエルが描けない。緑色。ここにカエルがいる。カエル描けない。ぼくカエル描かない。これカエル。はっぱの上にカエルがいる」とさかんにおしゃべりをする。私が手伝って，魚2匹とカエルを仕上げた。〈池のなかに

第6章　非言語から言語へ　147

いっぱいいるんだ。カエルもいるし，はっぱもあるし，お魚もいるし，いっぱいいるんだ。じゃあこれでもう最後にしようか〉と言うと，「もっとする」と催促する。〈もっとする？〉「うん」〈疲れない？〉「うん，疲れない。全然疲れない」と張り切っている。⑥私が〈じゃあ，こんなのはどうかな？　こんなのはどうでしょう，ハイ〉と言ってスクィグルを投げかけると，彼は迷わず「木」に変えた（図16-6）。シンプルで明確な刺激に対してはうまく対応できることがわかった。⑦彼のぽつぽつのスクィグルを私は渦潮に変えた（図16-7）。⑧私がこれまでになくあいまいなスクィグルを投げかけたところ，「色塗るもんねーだ。消えてきたもんね。なーんだ，それ？　ぼくわかってるもんね。全部塗っちゃうもんね」と言って，勢いよく全部塗りつぶしてしまった（図16-8）。私が〈ぼくの好きにしていいんだよ〉と言うと，「これで芝生だ。芝生だ。全部芝生だ！　ほらできた」と叫んだ。あいまいな刺激に対しては混乱することが予想された。

　けんたくんに知的な問題はなかったが，WISC-Rの「理解」に著しい困難を認めた。たとえば，「あなたが，友達のボールをなくしたときはどうしたらよいですか」という質問に「どうしようもない」と答え，「ある店の中で，誰かの財布が落ちているのを見つけたらあなたはどうしますか」という質問には「お母さんに渡す」と答えた。社会的な状況判断にも弱点がみられた。つまり，あいまいな刺激に対しては極度に混乱することが予想された。一方，シンプルで明確な視覚的刺激にはより良く対応できることがわかった。最初はことばを交わすことさえままならなかったけんたくんが，スクィグル・ゲームに導入すると，少しずつ単語を発し，単語とイメージを結びつけるという象徴化の能力を見せ始めた。視覚的な手がかりに助けられて，けんたくんの混乱が整理され，絵とことばをつき合わせたり会話を交わしたりすることで，象徴化から概念化へと発達したように思う。

＊　＊　＊　＊　＊

スクィグル・ゲームで遊んでいる二人をビデオにとれば，おそらく次のような視線の変化に気づくでしょう。それぞれクレヨンを1本手にして，好き勝手に絵を描いたりおしゃべりしたり。二人で共同注視して絵を共有するかと思えば，顔を見合わせて eye-to-eye contact をとりながら会話を交わす。そうかと思えば，また絵を描きなぐって共同注視する……。eye-to-eye contact から共同注視に移行することで，二者間内交流を保ちながら同時に二者間外交流をもつという，人や物との三者関係へと広がります。さらに共同注視というメカニズムによって，子どもと治療者との間主観的なかかわりが深まります。絵という物が介在することで人と人とのきずなが形成され，と同時に，これは逆説なのですが，絵があることで二人のあいだに適度な距離が保たれるのです。

　共同注視は，ことばや文章を対象や事象ないし所産と正しく結びつける過程を促進し，子どもの言語獲得に重要な役割を果たすといわれます。さらにデューム（Moore & Dunham, 1995）[29] らは，親子で注意の焦点（focus of attention）を共有すればするほど，子どもの語彙はより速い速度で獲得されると述べています。共同注視することで容易に協調関係に持ち込めるのです。それでも注意の焦点に何があるかで協調関係の濃度と質が変化するのは否めないでしょう。たとえば，風景が焦点になっているか，あるいは人物が焦点になっているかで，子どもの注意は変化するでしょう。注意の焦点には子どもを魅了してやまない何かが置かれる必要があります。さらに言えば，大人をも惹きつける何かです。おそらく父親も魅惑的な焦点になりうるでしょう。向井（2000）[32] が，「母親の世界が生まれたままの自然の世界だとすると，父親の世界は人間的な文化を代表する世界である」と述べているように，父親は子どもたちの魅力的な理想として機能しうるのです。どんな場合でも，先に焦点づけるのは子どもであり，母親はそれに追従して焦点を合わせるのです。

　こうして，子どもと治療者のあいだで心の焦点づけが共有され，主観と主観が交わるような状況がつくられれば，すなわち間主観的なかかわりが深まれば，子どもは絵を描き，さかんにおしゃべりしながら，言語の世界へと足取りを速めます。このとき大切なことは，治療者がしゃべりすぎないことです。こ

こでも，治療者は導くものではなく促すものである，というウィニコットのメッセージが生きています。絵のなかで体験したことを，子どもたちが一つひとつことばにのせていくことができるように，治療者は促し待つのです。上記の子どもたちにおいても，スクィグル・ゲームを交わすことで，すみやかに言語の世界へと解き放たれた，という印象をもたれたことでしょう。

　高橋（1993）[51]は，「ことばと遊びというとき，そのあいだに二種類の関連が存在する。一つは，音やことばそのものが，遊びの素材となるという関連である。他の一つは，遊びのなかで，さまざまなことばが産出されるという関連である」と述べています。私たちは，言語以前の赤ん坊が，風に吹かれたカーテンを見上げては，ぺちゃぺちゃ，もにゃもにゃ，音の響きを楽しむ光景を思い浮かべることができます。ランダムな刺激からとりとめもないことばが発生するのです。詩人でしたら，風でふくらんだカーテンからさしずめ一編の詩を紡ぎだすことでしょう。いずれも，ことば遊びといってよいものです。フランソワーズ・ドルト（Dolto, F. 1987）[7]のいう「移行対象で最良のものは，結局は言葉なのです」には，いろいろな意味が込めれています。すなわち，とりとめもないことば遊びと呼べるようなものから，伝達する道具としてのことばまで，幅広いスペクトルに彩られています。

　スクィグル・ゲームには，ことばを生み出す効果があります。このことを念頭において，もう一度『子どもの治療相談』を読み返すと，スクィグル・ゲームが終わった後で，かなりの言語的交流が交わされていることに気づきます。以前は読み飛ばしていた後半の部分にこそ，ウィニコットのエッセンスが込められていたのです。移行対象としての絵が移行対象としてのことばへと移り行くのは，ごく自然な流れです。飯森（1998）[16]は，「精神療法を『言語的』『非言語的』と分けるとき，言語を単なる道具としてしかみていないのではないだろうか……精神療法場面でのやりとりは，患者が治療者とともに，得体のしれない透明な"あるもの"に言葉の衣服を着せることによってその正体を明らかにしていく，ということなのである。だがそれは，既製服や古着をそのまま着せる——辞書に載っているような既成の意味や既存の使い古された意味しかな

い言葉によってではない。それは詩人がインスピレーションに導かれて詩作する時のように，"あるもの"それ自身が言葉の糸を紡ぎながらみずからの衣を織りなし姿を現すといった，……言語による創造的営為なのである」と述べています。ことばのもつ創造的な機能を遺憾なく発揮するのが精神療法です。ディスコースには，"詩を紡ぐ"という意味合いが含まれています。スクィグル・ゲームで交わされることばには，子どもと治療者二人の思いが二重にも三重にもかぶせられているのです。スクィグル・ゲームは，非言語的アプローチであると同時に言語的アプローチです。

第7章
ジェンダーをどう扱うか

　子どものジェンダーの発達をみるため，幼稚園から大学生までの男女402名の人物画を調べたことがあります。性差を際立たせるために，従来の人物画 (Human Figure Drawing) だけでなく，動的人物画 (Kinetic-HFD) を考案し，各自2枚ずつ描いてもらうことにしました。動的人物画とは，「人が一人何かしているところを描いてください」という教示のもとに描かれる人物画です。「人を一人描いてください」だと，正面向きで棒立ちの人物，ついでにいえば表情の乏しい人物が一人描かれるだけですが（だからこそ子どもの知能検査の材料になりうるわけですが），何かしているところ (doing something) というちょっとした刺激が入るだけで，子どもたちの感情や思考が自由に解き放たれ，その子らしい絵が描かれることになります。ある男子は，釣りをしている男の子を横向きに描きました。ある女子は，踊っているバレリーナを正面向きに描きました。すなわち性差は，動的人物画においてより一層はっきりしました。人物画の分析には，形式分析と内容分析がありますが，人物をどんなふうに描いているか，すなわち正面か横顔か，動いているか静止しているか，などの描き方から（形式分析），生物学的性差がわかります。調査結果によると，男らしい描き方とは，正面向きより横顔を好み，活発に手足を動かしているようなパターンです。女らしい描き方とは，正面向きで，目の表情など顔のつくりに凝り，動きの少ない，どちらかといえばまん丸いかたまりのようなパターンです。なぜ男子は横顔を好み，女子は正面向きを好むのか判然としませんが，女子が顔のつくりに凝るという点から想像すると，正面向きだと表情を

つくりやすいからだと思われます。いわゆる「目で殺す」のは女性ですから。男子は，顔の表情ではなく，人物の動きや背景を描出することで自己表現していました。

　一方，何を描いているか，すなわち男性像か女性像か，モチーフは何かを調べる（内容分析）ことで，社会的・文化的性差（ジェンダー）をみることができます。たとえば，子どもの描く人物像の性は，描き手と同じ性であるのが普通だといわれます。調査の結果，エディプス期の男子の2割が女性を描き，その割合は年齢が上がるとともに低下し，高校生・大学生では数％に過ぎませんでした。男子は，年齢が上がるとともに，男性であることを受け入れるのです。逆に小学校までの女子のほとんど全員が女性を描き，以後青年期にかけて男子を描く割合が上昇し，大学生では2割に達しました。すなわち女子は，年を追って男性像を描く割合が増えます。男女で逆相関がみられ，エディプス期の男子と青年期の女子におけるジェンダーのゆらぎが示唆されました。エディプス期の男子にとっては女性（母親）が近しい存在であり，青年期の女子では，男女共同参画社会が叫ばれているように，いくらかの差別にさらされているという現実が推測されました。

　この点について，ラカン派精神分析家の向井（2000）[32]は，次のように解釈しています。「この過程において男の子と女の子は異なった道を辿ります。男の子の方は比較的単純で，まず最初に男の子は母親を対象に持ち，次いで何らかの形で父親的禁止がなされ，その禁止を受け取った子どもは父親をひとつの理想として，理想を実現しながら母親を満足させる道を開いていきます。女の子の方もやはり最初は母親を対象とするのですが，ちょっと複雑な理由で女の子は母親と両価的な関係をとり，一方では母親に執着するとともにもう一方では母親を憎むようになり，自然な母親離れが生じてきます。そこから父親の世界へと向かうようになり父親を愛するようになるのです」すなわち，男子は父親的禁止を受けることで男らしくなり，適切なモデルさえあれば容易に男性性を受け入れることができるのです。一方，女子の場合は，母親との両価的な関係を引きずりながら父親の方へ向かいますので，女性性を引き受けることがよ

り困難になります。エディプス期の男子が女性像を描くのは，まだ父親的禁止を受けていない状態を表わし，青年期の女子が男性像を描くのは，母親であることがモデルとして機能しにくいということの表われなのかもしれません。

　次のステップは，ズボンを描く割合を調べることでした。当然のことですが，男子が男性像にスカートをはかせることはありませんでした。ところが，女子が女性像にズボンをはかせる割合は年齢とともに上昇しました。すなわち，幼稚園の女子が女性像にズボンをはかせることはまったくみられず，お姫さまのようなステレオタイプが浸透していました。小学校に上がるとズボンも見受けられるようになりますが，それでも割合は少なく，高校生，大学生になって初めて，ズボン姿の女性像が増え，現実に則した絵が描かれるようになりました。すなわち，ジェンダーの壁をあいまいにしようとする動きが女子の描く絵に感じられたのです。

　絵のモチーフにも性差がみられ，男子はバラエティに富んでいましたが，どちらかといえば機械や動物を好み，女子は読書，料理など家庭的なものを好む傾向がみられました。男女差はあるものの，5歳以前に子どもは，性役割を引き受けるということがわかったのです。

　このようにして，子どもの自己像（self portrait）であるといわれる人物画から，ジェンダーにまつわる数多くの情報を得ることができました。

　子どもたちの絵を何枚か提示し，子どものジェンダーの発達について理解を深めたいと思います。

[17]　かおるくん

3歳9カ月，男児。乱暴。

　ひとりっ子のかおる君は安寧に包まれて育った。ところが半年前，母親が次子を妊娠したころより，近所の子どもを階段から突き飛ばしたり，足を踏んだり，しかも笑いながら乱暴を働くので，まわりのお母さん方から注意を受ける

ようになった。

【初回面接】
　ウエーブのかかったロングヘアを肩まで下ろしたかおる君は，両親に伴われいつもの診察室に入ってきた。ズボンが目に入らなければ，一見すると女の子と見間違うほどかわいらしい。母親は，人の痛みがわからないのではないかと心配し，父親は，しかりつけてもこちらの目を見ないと不安がる。治療者は，小さな子どもの乱暴そのものより長髪の方が気になり，〈本論からはずれるけど……以前から気になっていたのだけど，どうして男の子なのに髪を長くしているの？〉と問うと，両親そろって「この子は生まれたときから女の子みたいといわれてきた。幼稚園に入るまで自分を女の子だと思っていた。髪を切ったらリボンをつけられなくなるので切りたくないという。4歳になったらチンチンがなくなって女の子になるのだと」「名前も女の子みたいだから」と，あまり頓着していないふうである。私は戸惑いの色を隠せず，〈子どものなかでジェンダーの混乱が起きるのではないかしら？〉と伝えた。
　さてかおるくんは，診察机の上のクレヨンを目にするやいなや身を乗り出して興味を示してきた。さっそくクレヨンをとって絵を描き始めたので，〈ちょっと待ってね。これからルールを説明するから〉とあわてて制止した。かおるくんは黄緑色，私は桃色のクレヨンを選ぶ。①めちゃめちゃに描いていいよと言うと，ほんとうに画面いっぱいめちゃめちゃに描きなぐった。私が〈何に見えるかな？〉とつぶやきながら頭部のように突き出した部分に目を描き入れた（図17-1）。それを見た彼はすかさず，「なんか怪獣みたいになったね」と言って，満足げに眺めている。〈へー，どんな怪獣？〉と尋ねると，下の方にちょこちょこっと「怪獣の卵」を描き入れた。それから「お母さん」と叫んで，出産間近な母親の方を振り向いた。今この子の頭のなかを占めているのは，おなかのなかに卵を抱えたお母さんなのだと想像がついた。赤ん坊が生まれることについてはちゃんと説明しているとのことだったが，小さな子どもの目にはどのように映るのだろう。3歳の子どもにとって，妊娠中の母親は卵

を抱いた怪獣のお母さんなのかもしれない。②私が桃色の丸を二つ描くと，彼は二つの丸をタイヤに見立てて，「いいよ」「ほらクルマ」「トラック」と言って得意げに自動車を描いた（図17-2）。「アルファロメオのタイヤ」「変なタイヤ」と言って，タイヤに左右異なった模様をつけた。大好きな父親とはクルマのことで話が合うという。③彼は自分のスクィグルから自分で自動車を仕上げた（図17-3）。「ホンダのワゴン車」「マフラーも描いちゃおう」といってマフラーを描いたので，私が排気ガスを描いて〈猛スピードで走っているね〉と言うと，彼は「こんなにけむりが上向いているもんね」と言って一面の排気ガスを飛ばせた。タイヤの模様やマフラーなど細部にこだわるので，少し不安定になっているように思われた。④私のスクィグルに丸を描き入れ，すぐさま「なんかこわいユウレイみたい」「こわい，こわいんだもん」「暗いところこわいんだもん」と叫んだ（図17-4）。⑤彼は前回のテーマを引き継ぎ，「ほら，これといっしょ」と言ってユウレイのようなスクィグルを描き，自分で背中に荷物をかつがせた（図17-5）。「後ろに荷物がのっている」「トラックが荷物を送ってくれる」。前回のは「お母さん」で，「こっちは子ども。子どもが荷物をもっている」とお話ししてくれた。宅急便で運ぶ荷物のなかには，ミニカーやおもちゃが入っているという。荷物をもっているユウレイはかおるくん自身で，お母さんのユウレイといっしょに（出産のため）もうすぐ実家に帰るところなのだ。⑥私のスクィグルを見て目を描き入れ，「なんかヘビに見えるけど」「ヘビになった。目を描いたらヘビになった」と言って喜んだ（図17-6）。それからヘビのお話をしてくれた。「ヘビが寝て走ったり遊んだりしている。急いで急いでごはんを食べている。早くごはんを食べて，お買い物に行って，おふろに入って寝る」と。ヘビは彼の日常の姿のようだった。食事に時間がかかるので，毎度せかされているらしい。⑦自分のスクィグルに自分で目を描き入れ，「ハートマーク」にした（図17-7）。「ハートくん，目目がふたつ」というので，〈男の子？　女の子？〉と尋ねると「女の子，かわいいから。お母さんのお手伝いをしたりね」と答える。〈じゃあ，ハートちゃんね〉とコメントした。⑧私のスクィグルをさかさまにして，すばやく「なんかこわいやつ。かいじゅ

図 17-1

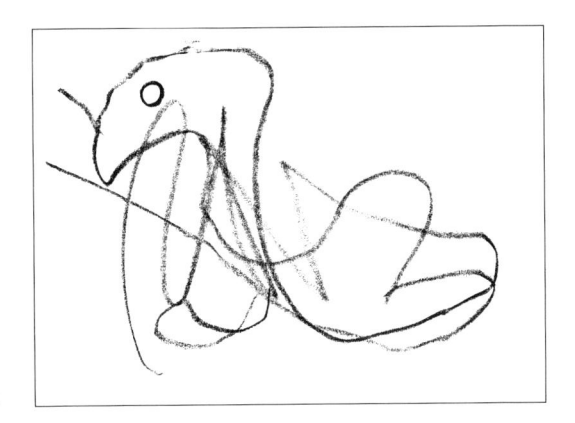

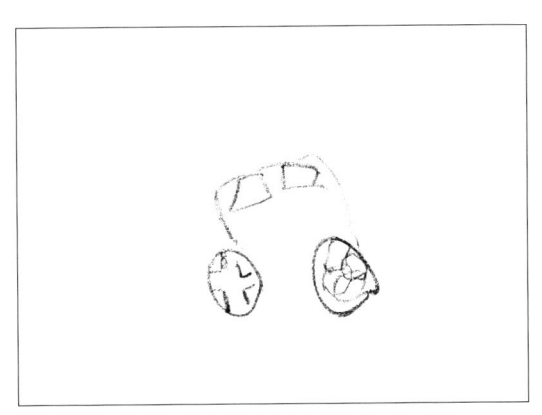

図 17-2

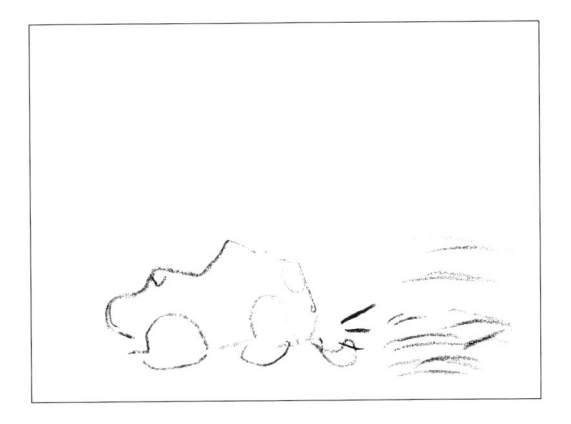

図 17-3

第7章 ジェンダーをどう扱うか

図 17-4

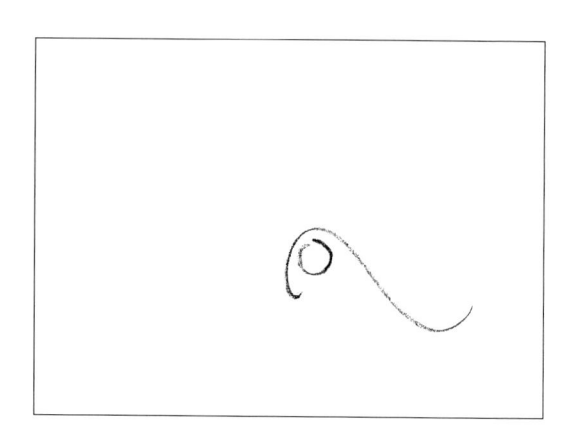

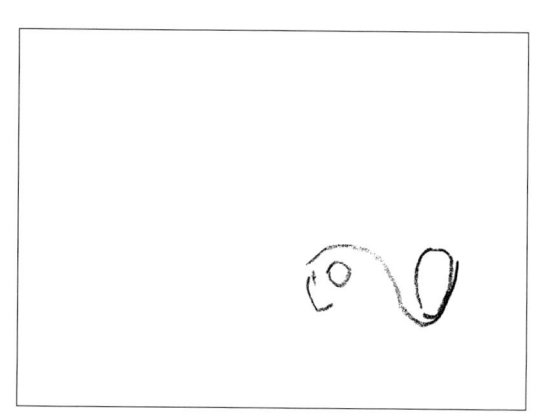

図 17-5

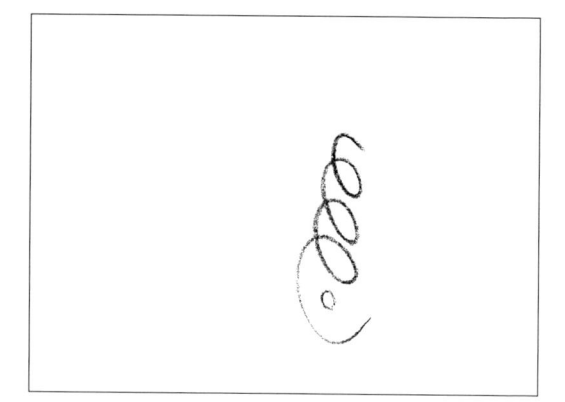

図 17-6

図 17-7

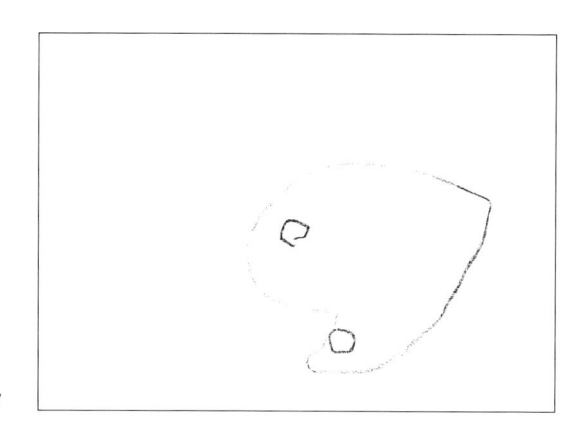

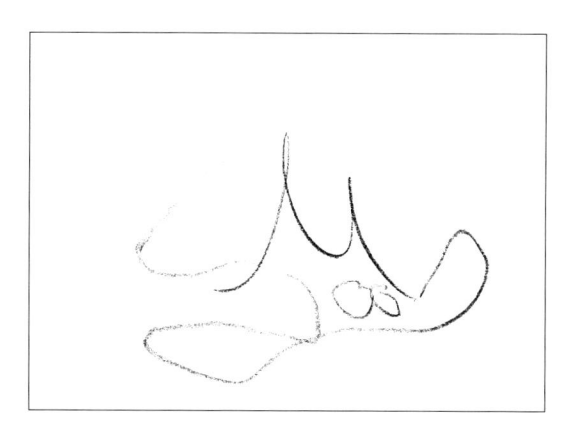

図 17-8

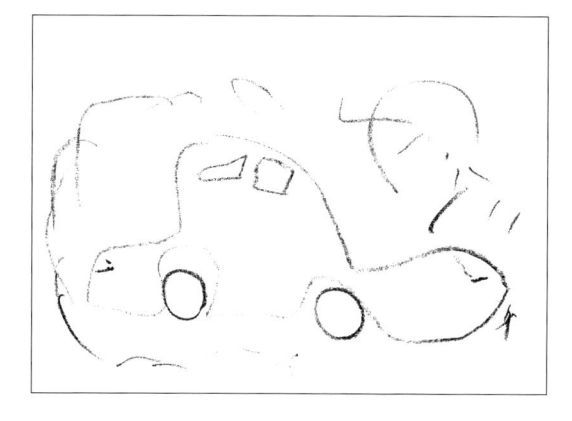

図 17-9

第7章 ジェンダーをどう扱うか

図 17-10

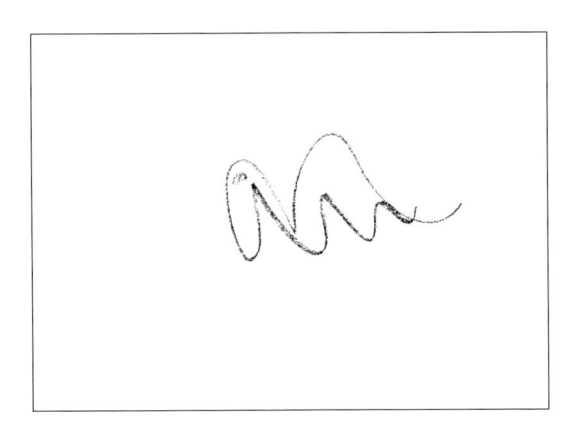

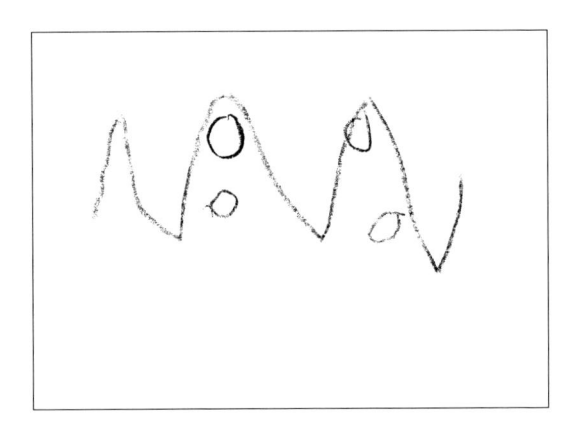

図 17-11

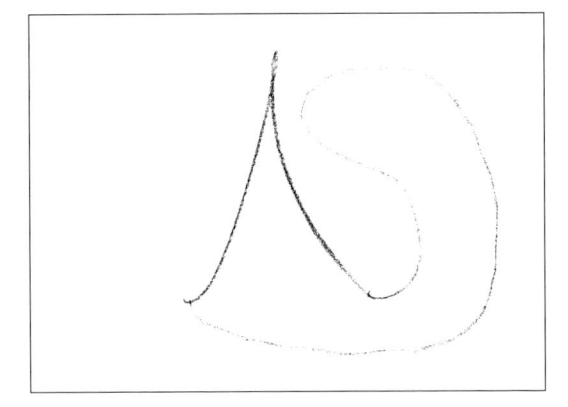

図 17-12

図 17-13

図 17-14

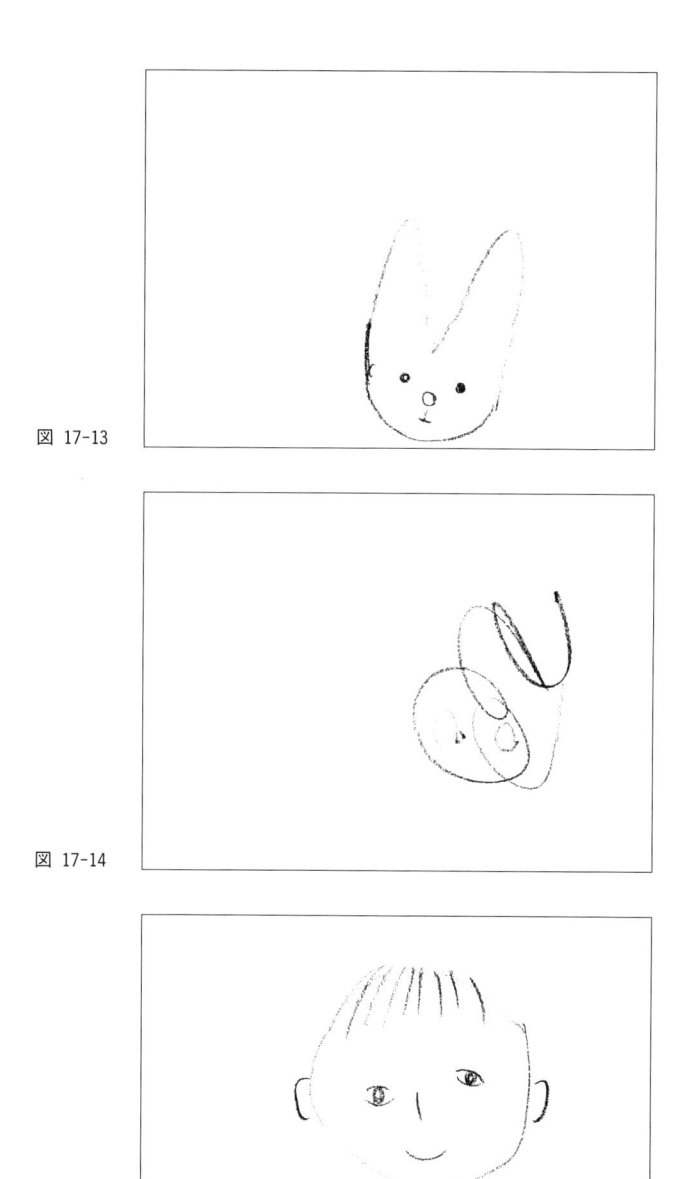

図 17-15

第7章 ジェンダーをどう扱うか

図 17-16

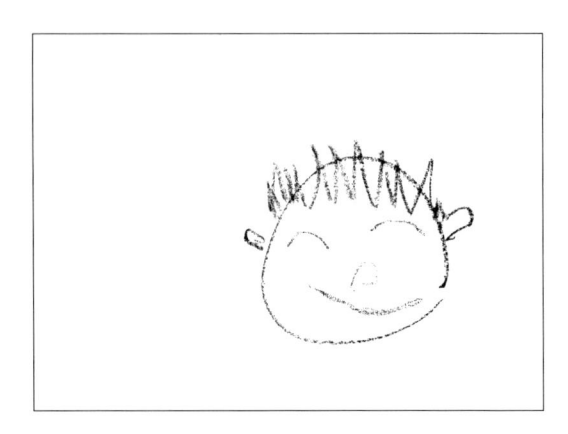

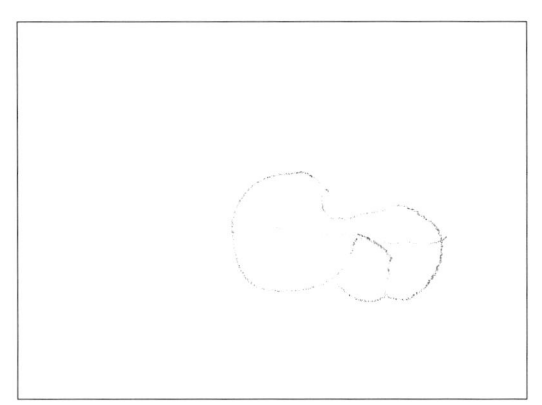

図 17-17

う」にした（図17-8）。卵のような，荷物のようなものを抱えたかいじゅうだった。⑨私のスクィグルを，彼は「四駆」にした（図17-9）。「四駆って速いの。こんなマフラーがついている。けむりが空まで飛んでいる，こんなにいっぱい！」と，けむりをモクモク飛ばせた。⑩私のスクィグルに目を描き入れて，「うわー，またまたヘビ。こわいやつ。いや，かわいいヘビ。かわいい女の子のお母さんのヘビ。ピンクだからね」と説明してくれた（図17-10）。⑪私の丸いスクィグルのまわりにぎざぎざを描いて，「MかなWかな」という（図17-11）。もちろん"man"や"woman"を知るよしもないのだが，どのようにしてローマ字のMやWを思いついたのだろう。⑫私のスクィグル

を恐竜にして,「これは目目のないきょうりゅう。目目はあっち。ウルトラマンやっつけている」とさかんにおしゃべりをする(図17-12)。⑬彼のスクィグルを,私はウサギにした(図17-13)。⑭私のくちゃくちゃのスクィグルを,彼は「かわいい女の子のきょうりゅう」にした(図17-14)。⑮彼の大きくて丸いスクィグルを,私は彼の顔にした(図17-15)。もちろん短髪である。彼は「これぼくだ」と言って喜んだ。⑯私の大きくて丸いスクィグルを,彼は「先生を描こう」と言いながら私の顔にした(図17-16)。〈髪がないよ〉と言うと,私の方を見ながら「耳の下まで髪があるね」と言いながら短い髪を描いた。⑰「これなーんだ」〈なんだろうね?〉「タイヤ1コのクルマ。きょうりゅうみたいなクルマ」を描いた(図17-17)。タイヤ1コのクルマとは不完全なクルマである。ペニスのないクルマは不完全で,男の子ではない,と言っているようであった。

　絵を描き終えて,治療者から両親に,かおるくんの髪を短く切るよう伝えた。かおるくんから反発はなく,「おうちに帰って切ってこよう。こんなふうに髪を短く切るんだ」とニコニコ笑った。

【2回目】
　短髪にしたかおるくんが恥ずかしそうに入室してきた。髪を切った日,喜んで飛んだり跳ねたり,鏡を見てにやにやしていたという。このところ友達とぶつかることもなくなった。さらには,かおるくんも友達も,これまでかおるくんが男か女かわからないまま混乱していたということがわかった。
　この回は,スクィグル・ゲームを12枚交換して遊んだが,彼は前もって「今日は自動車を描かないよ」と宣言し,後半6枚にスタートとゴールのついたレーシングコースを描いた。一方がコースを描くと,もう一方がその線に添って,クルマに見立てたクレヨンを「うなり声をあげながら」走らせるという具合に……。彼は,繰り返し繰り返しクレヨンを走らせて楽しんだのである。

*　*　*　*　*

　母親への愛着とアンビバレントな感情，さらには父親への憧憬とのあいだで揺れ動く3歳児の姿が浮き彫りにされているように思われます。それはとりもなおさず，3歳の男の子が，女性性と男性性のあいだで，同一性を獲得しようとする過程でした。

　結局この子の乱暴は，自分が男か女かわからないとか，母親が妊娠するとはどういうことなのかわからないなど，発達上ありがちな混乱からくる二次的なものだったと考えます。

[18]　しげるくん

　5歳8カ月，男児。
　いったん排尿は自立していたが，入園と妹の誕生が重なったころより，毎日10回以上尿を漏らすようになった（昼間遺尿）。体調の悪いときに便を漏らすこともある。夜尿はめったにない。

【初回面接】
　〈絵を描こうか〉と誘うと，「海の絵が好き」と言って勢いよく描き始めた。父親といっしょに行く青い海を描いた。〈今度は人の絵を描いてね〉と言うと，おしゃべりをしながら叔父さんと父親を描いた。尿を漏らすたびにまわりが気にして，祖母まで「早くトイレに行きなさい」と注意するという。また，幼稚園に入って左ききから右ききに変えようと練習したこともあったという。しげるくんの緊張を緩めるための対応について話し合われる。

【2回目】
　遺尿が一時消失。飛行機の絵を描いた。

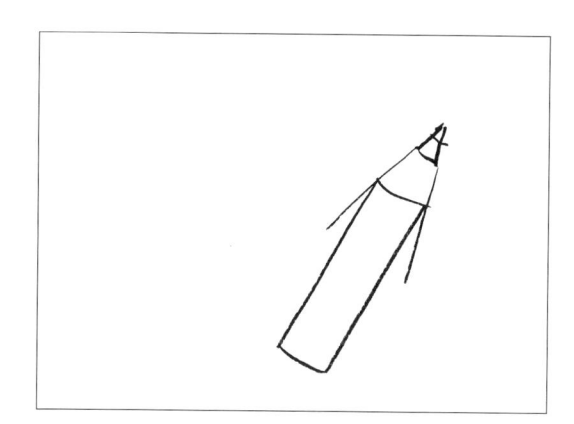

図 18-1

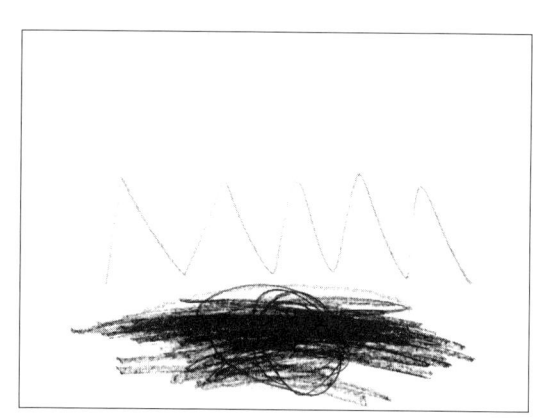

図 18-2

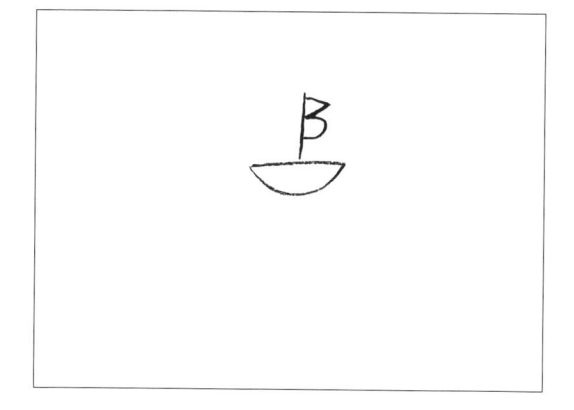

図 18-3

第7章　ジェンダーをどう扱うか　165

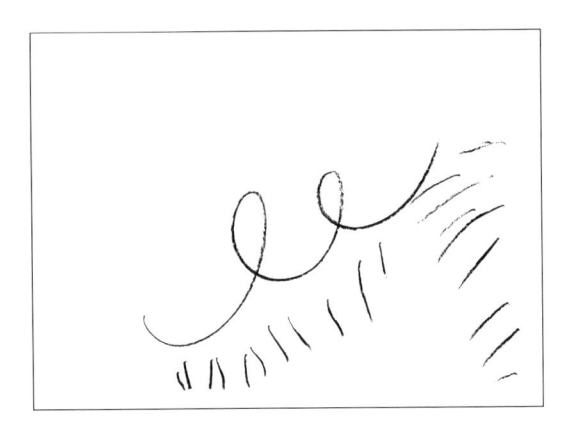

図 18-4

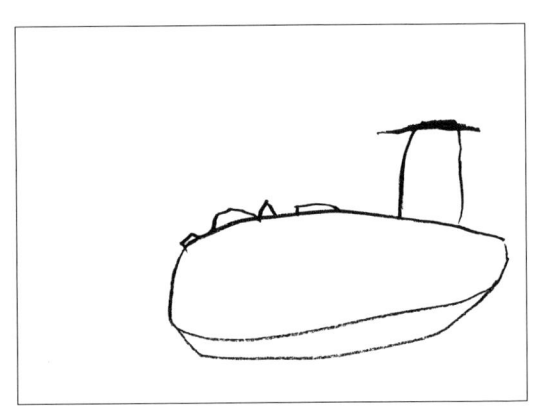

図 18-5

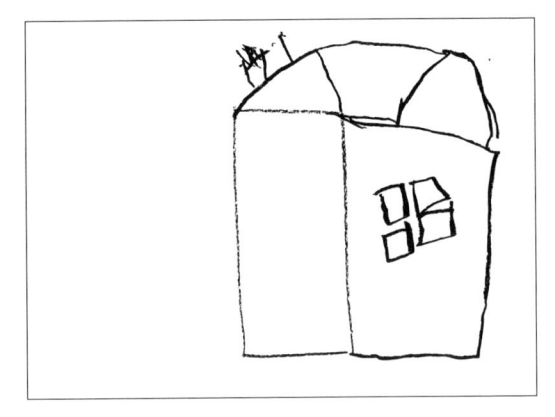

図 18-6

166

【3回目】

　1日3〜4回の遺尿が再燃。スクィグル・ゲームに導入した。①彼のアルファベットのようなスクィグルを，私は飛行機みたいな鉛筆に変えた（図18-1）。彼は「ロケットみたいだ」と驚きの声を上げた。②私のぎざぎざを彼は海に変えた（図18-2）。③彼のアルファベットのようなスクィグルを，私は海に浮かぶヨットに変えた（図18-3）。④躍動感のあるスクィグルを彼は嵐にした（図18-4）。⑤彼のスクィグルを私がお皿にすると，不本意だったとみえて，彼は大きなタンカーに変えた（図18-5）。「これはタンカーみたいな船。タンカーは油をつめて違う所へもっていく。すごく長くてでかいんだ。タンカーはでかいから好き」と盛んにおしゃべりをした。⑥私の縦長の四角を，彼は大きな家に変えた（図18-6）。そして，「家にしようか，でっかい窓にしようか」「ぼくはお父さんのようにでっかくて強くなるんだ」と得意になって答えた。その後，遺尿の改善がみられ，3カ月後には完全に消失した。

　　　　　　　　　＊　＊　＊　＊　＊

　人物画で男性が二人描かれたので，もともと男性としての性役割を引き受けていたと思われます。しかし，入園と妹の誕生が重なって，この年齢すなわちエディプス期の男児にありがちな性同一性のゆらぎと退行を来たしたと考えました。そこで，力強くて躍動感のあるスクィグルで対応したところ，スクィグルのもつ力強さに助けられて絵がどんどん大きくなり，男性性が賦活されたようです。父親の存在感の大きさが彷彿とされるような流れでした。一方，最後の「家」は女性性を象徴するものであり，一人の子どものなかに男性性，女性性の双方が存在し，両者が折り合いをつけながらその子の性同一性というものが発達する，という印象を受けました。

[19]　あきこちゃん

高校2年生(16歳)女子。頭痛発作。横暴な父親に反感を抱いているという。

【初回面接】
　①私の丸いスクィグルを，彼女は花に変え，さらに私が蝶を描き加えた（図19-1）。②彼女の四角いスクィグルを，私はお弁当にした（図19-2）。家庭というものを象徴していたと思う。③私のスクィグルを，彼女はかんむりに変えた（図19-3）。男性性ともとれるし，ミスユニバースのかんむりともとれる。④彼女のスクィグルを，私は触手を伸ばしたアメーバに変えた（図19-4）。⑤私のスクィグルを，彼女はなわとびをしている男の子と女の子に変えた（図19-5）。⑥彼女のスクィグルを私は競争にした（図19-6）。

【最終回】
　その後，何度かの治療面接の後，①私のスクィグルを，彼女はバターロールにした（図19-7）。②彼女のスクィグルを，私はボブの髪形の女性に変えた（図19-8）。③私のスクィグルを，彼女は赤いマニキュアに変えた（図19-9）。④彼女のスクィグルを，私はりんごにした（図19-10）。⑤私のスクィグルを，彼女は女性の横顔に変えた（図19-11）。⑥彼女のスクィグルを，私はフレアースカートが風に吹かれて膨らんでいるところにした（図19-12）。

　最初に「花と蝶」という男女のテーマが打ち出され，その後男性性に対する怒りや攻撃性をあらわにしながら，しだいに女性性を受け入れるような経過をたどったと思われる。後で整理していて気づいたことだが，あきこちゃんは，6回にわたるスクィグル・ゲームの最初から最後まで赤色のクレヨンをとっていた。現実受容と自己主張のはざまで赤色が選択されたことに，私は女性として共感を覚えた。

図 19-1

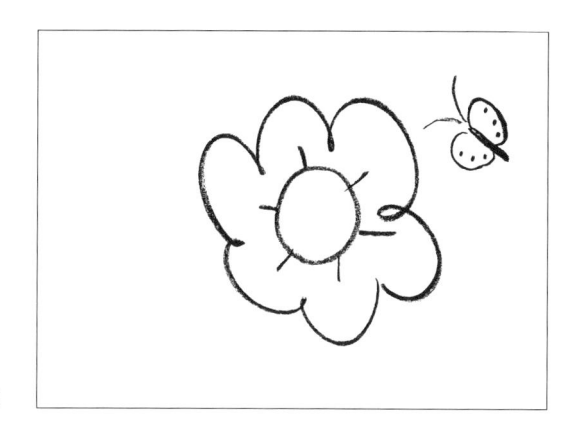

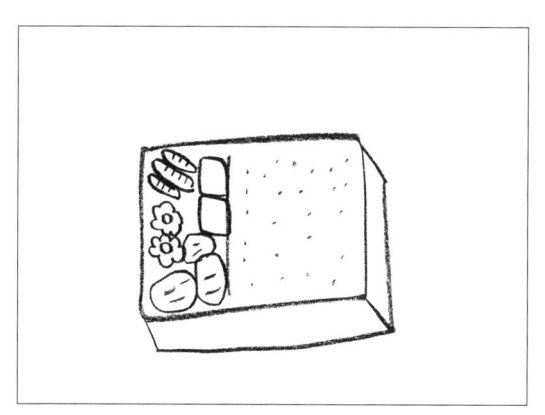

図 19-2

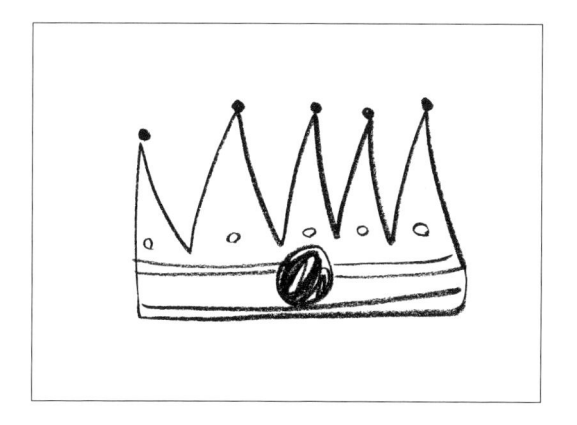

図 19-3

第7章 ジェンダーをどう扱うか　169

図 19-4

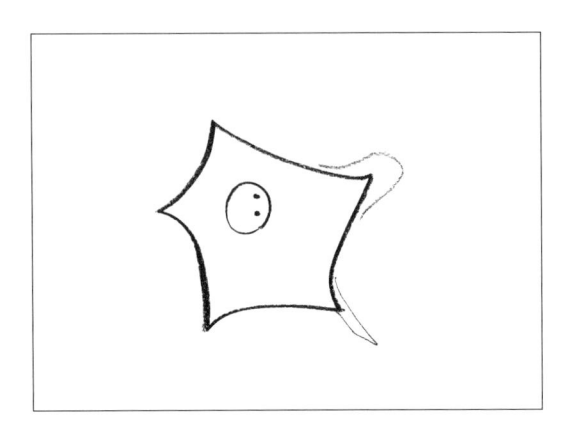

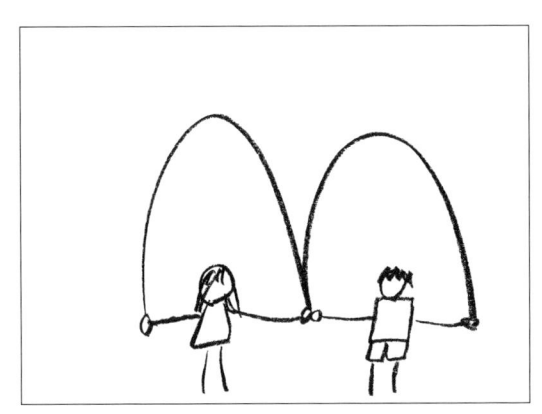

図 19-5

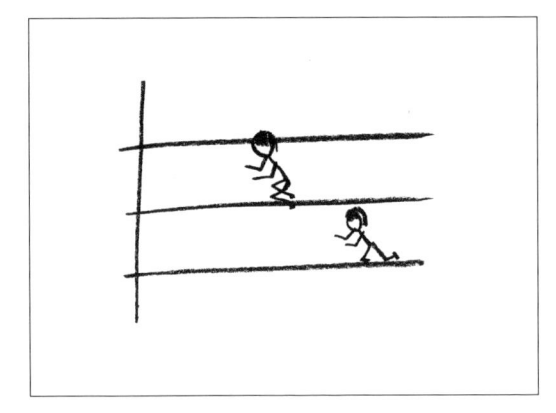

図 19-6

図 19-7

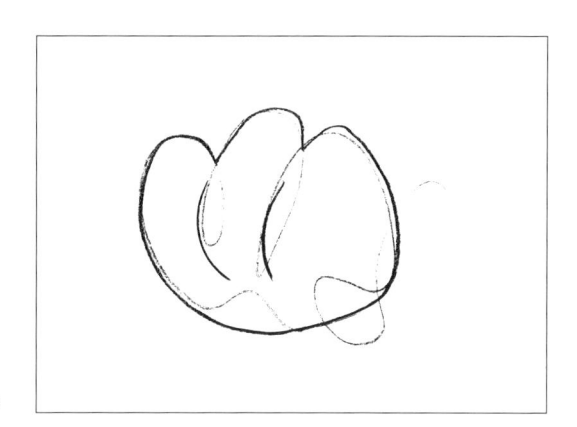

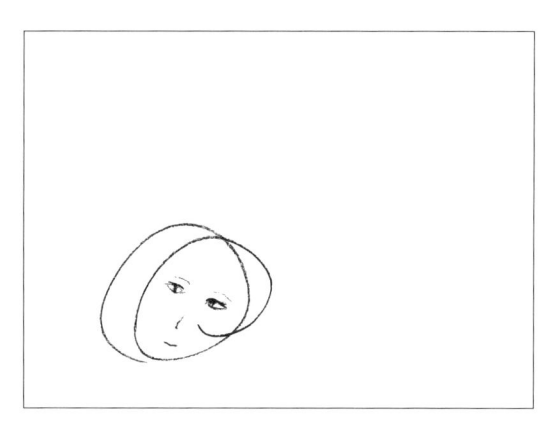

図 19-8

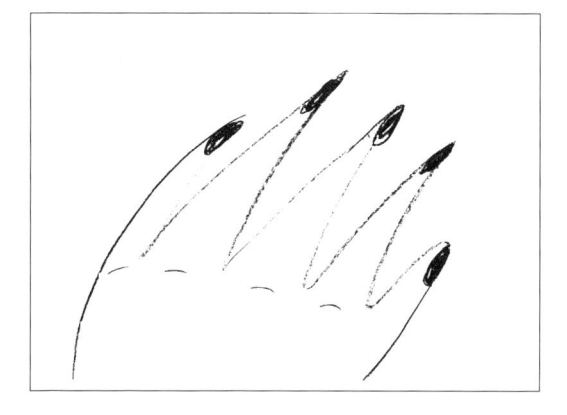

図 19-9

第7章 ジェンダーをどう扱うか　171

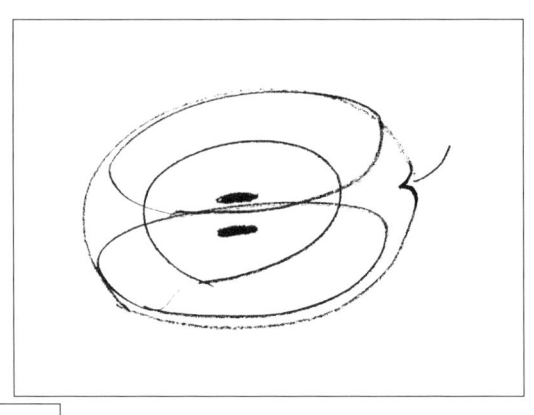

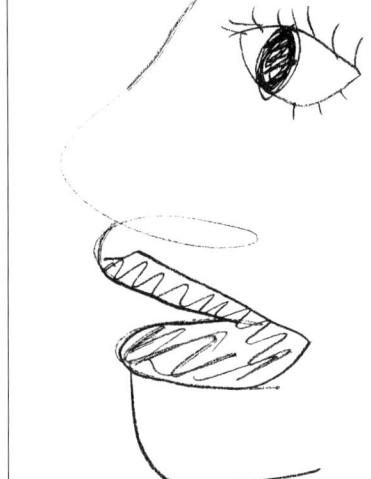

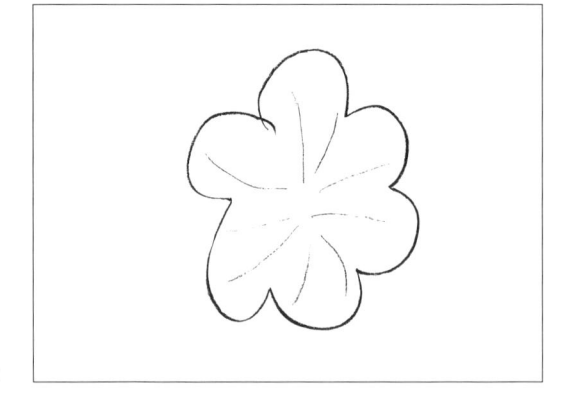

図 19-10

図 19-11

図 19-12

172

＊　＊　＊　＊　＊

　診察室を訪れる子どもたちは何らかのジェンダーの混乱をきたしている，と考えられます。ジェンダーの確立はこれまで3歳ころといわれてきました。しかし，それは性役割を引き受けるという意味でのジェンダーであり，性をも含めたほんとうの意味でのジェンダーの確立は，青年期を過ぎるまで待たねばなりません。ですから，特にエディプス期の男子や思春期・青年期の女子を前にしたときは，ジェンダーの問題について考慮すべきです。何らかのゆらぎが感じられたら，絵の描き方にも描く内容においても，男子には男らしい対応で，女子には女らしい対応が必要になります。

　難しいのは描く内容の方です。なぜなら，男らしさ，女らしさというジェンダーの問題については十把ひとからげに論じるわけにもいかないからです。その基準が日夜流動しています。治療者が女らしいと思っても現代の女の子に通用するかどうかわかりません。たとえば，（図19-2）で私はお弁当箱を描きましたが，次の回で彼女は家庭とは似ても似つかない「かんむり」を描いて返しました。頭痛を象徴するかのような，この「かんむり」は男性的ですが，女性の勝利ともみなせるわけです。最後に私がフレアースカートを描いたのも，いかにもという感じが伝わってくるでしょう。あきこちゃんにしてみたら，ズボンの方がマニッシュですてきというかもしれません。私のなかにジェンダーに関する固定観念があり，それが治療場面に反映されてしまいそうです。精神分析家にいわせれば，私自身が教育分析を受ける必要性があるのでしょう。

　とはいえ，ディ・レオ（1983）[6]の指摘するように，子どもの絵に表われる性役割は，現状から離れ，昔ながらのステレオタイプが浸透しています。母親が外で仕事をしていても，絵のなかの母親は家事にいそしんでいます。こうして，私たちの社会のなかに，ジェンダーというものが深く根をおろし，次の世代へと受け継がれていくようです。それが警鐘なのか，安全弁なのか，わかりません。

　ウィニコット（1971）[58]は，子どものジェンダーの問題について，さらには

治療者自身について，次のように語っています。やはり16歳のヘスタとの面接場面です。「私のスクィグルを彼女は，『そばかすのあるラグビー選手』に変えた。……彼女は男の人というアイデアを持続させていたが，今回は滑稽さと嘲笑をこめていた。この時点で，私は彼女に男の子になりたかったか，女の子になりたかったかを尋ねると，彼女はその問題を理解したようで，かなり哲学的な話をした。彼女の論議の基本は，人は自分自身になりたいのだ，ということだった。この彼女の話は，空想という観念を受け入れやすくした。彼女は私に，『先生は，どちらになりたかったのですか』と訊いた。私は，『そうね，私のなっているようにだろうね。私は男だし，男であることを気に入っているけど，別の方向で考えてみることも知っているよ』などと答えた。ここでまた，私がこの種の面接で，いかに自分自身を自由にさらけ出しているか，分かっていただけるだろう。……この絵には，ヘスタが女の子である自分を受容していることの表われとして，帽子を使っての遊びがみられる。……私はごく簡単にこう言った。『これは，そのままにしておこう。この絵は，私には男性的原理と女性的原理のように思えるね』」と。

　子どもたちのジェンダーを前にして，治療者みずからのジェンダーも問われています。ニュートラルであることが常に要求されますが，治療者が自分の性を意識しないということはありうるのでしょうか。治療者が自分のなかの男性的な部分と女性的な部分に気づき，両者の折り合いをつけながら，子どもたちに対峙していくほかないのではないかと思われます。

第8章
解釈の遊び

　「スクィグル・ゲームって難しいですね」と声をかけられて，驚くことがあります。こんなに手軽で経済的で効果的な治療法はありませんから。経済的というのは，時間的にも空間的にもです。必要最低限の治療を目指し，初回面接の活用を説いたウィニコットの，小児科医としての「せっかち」がわかります。3分診療といわれる小児科臨床は，何事もバタバタとスピーディに進行しますので，時間をかけてカウンセリングしたいなどと思っても，そんな贅沢は許されません。プレイルームをつくる場所だってありません。「手軽に手早く活用できる」メリットが大きいので，「難しい」などといっていられないのです。

　何よりも発達途上にある子どもは，ほんの少し手を貸すだけで，自己治癒の歯車がどんどん回り始めます。それは心の問題に限らず，風邪をひいても骨折をしても短期間です。数日単位でなおるのです。余計なことはしないに限ります。大人にはない子どもの大いなる自己治癒力に，誰しも目を見張ることでしょう。どの歯車をさわればよいのか，そのあたりの見当さえ誤らなければ，治療者は手をこまぬいて見守っていればよいのです。子どもの臨床のだいご味でしょう。長々と先の見えないカウンセリング（小児科医が慣れないカウンセリングをすると，たいていこうなります）に終始するより，スピーディなスクィグル・ゲームの方が，はるかに子ども向きです。

　スクィグル・ゲームを難しいと考えるかどうかは，治療者がベテランか初心者かによるようです。なぜなら，難しさのゆえんが，子どものスクィグルにど

う応え，転移や抵抗をどう扱い，どのような解釈を与えるか，すなわちどんなふうに精神分析に則った介入をすべきか悩むところに発しているからです。ウィニコットの『子どもの治療相談』[58]のその時どきを読むと，あっというまに煙に巻かれて，何がどう結びつくのか確認することはできなくても，いつしかつじつまが合ってきれいになおっている，それでいて読後感が感動的なのですから，実に名人芸としかいいようがありません。何度も何度も読み返してみても，すべてを理解し尽くすことはできません。おそらくベテランの精神分析家でさえ，ウィニコットの治療相談の一コマ一コマを理解し尽くすということはないのではないでしょうか。名人芸だから難しい。ベテランの治療者は精神分析に則った解釈を与えることの難しさを知っているので，かえって難しい。無知な初心者は子どもと遊べれば上々と思うばかりで，解釈が頭にないのです。だから無心に遊べるのかもしれません。

　そもそもスクィグル・ゲームの第一義は，転移を解釈することではなく，子どもが自由に自分を出すことのできる時間と空間を与えることにあります。主体は子どもです。先般，香川県小児心身医学研究会で，小西行郎氏（埼玉医科大学小児科教授）のご講演を拝聴する機会がありました。演題「する育児からさせられる育児へ」の眼目は，母親が育児を「する」のではなく，子どもからいろいろな刺激を受けて，ついつい育児を「させられてしまう」というものです。小西先生のように子ども主導に立てば，慣れない解釈を与えようなどと思わなくなります。スクィグル・ゲームのなかで子どもと遊んでいるのではなく，遊ばせてもらっていると考えれば，どんなに肩の荷がおりることでしょう。

　それでは，治療者は何を話せばよいのでしょう。よく精神分析はシンボル解釈だといわれます。シンボルとは記号の一種で，鳩が平和の象徴であるように，ある表象と概念を一対一で結びつけるところから来ています。しかしウィニコットはシンボル解釈を戒めている節があります。「コミュニケーションを特殊な象徴表現だけに限定したくなかった。解釈しないことで種々の意味合いを併存させることができた」。すなわち，子どもの描く絵は個人的なものであ

り，その個人の無意識を語っているということです。ですから，一般性に敷衍するよりも，目の前にある絵が当の子どもにとってどういう意味合いをもつのか，個人的な何を表象しているのか，子どもにどんなふうに受け止められているのか，が大切です。ロールシャッハ・テストのように定型化しているものが現れないからです。フィリップス（Phillips, 1988）[41]は，ウィニコットにとっては解釈もまた遊びであり，マザーリングであると述べています。子どもがおっぱいが飲みたいというそぶりを見せたときにお乳を含ませるようなものだというのです。そこには，小此木（1980）[39]のいう「母と子のエロス的コミュニケーション」が存在します。どんなふうにお乳を飲ませるかということについては，おそらく正解はなく，こうも言えるしあんなふうにも考えられるなどと，解釈を遊ばせてみるような余裕があってよいのです。

　グリーン（1978）[12]は，子どもと治療者の二人のディスコースによって意味が構成され創り出されると述べています。ディスコースには詩を口ずさむという意味合いがあります。ことばもまた移行対象なのですから，舌の上でころがして楽しめるような解釈でありたいと思います。子どもが身も心も楽しめるような物語や詩，音楽を口ずさむことができれば，その治療相談は成功したといえます。

　アメリア・アレナス（Arenas, A., 1998）[1]は，アート教育の立場から，「肉体に精神が宿るように，作品のなかに自ずと意味が存在するというのでもない。それより意味は，人びとが作品を見るという行為を通じて作品とおこなうコミュニケーションによって，作品に付加されるものなのである」と述べています。曖昧さや多義性をそなえた「開かれた作品」であればあるほど「解釈の遊び」を促すのです。

　浜田（1993）[14]は，心理学の個体能力・特性のパラダイムに対して物語パラダイムを対置し，物語とは「複数の人びとが織りなす意味の脈絡であり」，物語的構図においては「人と人との関係という全体から出発する」と述べています。スクィグル・ゲームにおいては，子どもと治療者の間主観的なかかわりのなかで，主体と客体という関係すらあいまいになっています。そこでは何が描

かれるかというより，どんなふうに描かれるかということの方が大切です。どんな内容の解釈（コンテント）を与えるかではなく，二人の対話がどんなふうに流れていくか（コンテクスト）ということの方が大切なのです。スクィグル・ゲームを移行現象としてみなす視点です。ですから，知的な解釈ではなく，移行対象のもつ感覚的な要素が呼び覚まされるような，声とか雰囲気とかが子どもにとって心地よい解釈でありたいと思います。

さらには，どのような解釈であれ現実に根ざした解釈を与えたいものです。治療としてのなぐり描きを単なる空想から区別するためです。糸の切れた凧のように，現実から離れてどんどん空想の世界に飛んでいってしまったら，社会適応という治療目標からはずれてしまいます。シーガル（Segal, 1991）[45]の見解によれば，遊びとは葛藤や無意識的幻想を徹底操作し，幻想を征服して現実へ結びつけていくものであり，「いっしょに遊ぶことは，社会化への重要な一歩」です。

そして最後に，これはウィニコットのことばですが，間違った解釈は無条件で撤回する勇気をもつということ。ウィニコットほどの権威であっても解釈を誤ることがあるのかと思うと，スクィグル・ゲームがよけい身近に感じられるでしょう。

[20] じゅんくん

3歳1ヵ月，男児。外傷体験。

新学期まもないころ，保育所から帰って外で水鉄砲で遊んでいた。なかなか帰ってこないのでおかしいと思っていたら，鼻血が出て，顔が泥だらけ，ズボンがずれていた。頭をコンクリートで打って皮下血腫，全身打撲。お兄ちゃん（近所の中学生の2人組）になぐられた，蹴られた，「死ね」と言われたという。水鉄砲を取られ，泣いて逃げようとしたら，パンチされたり，足を蹴られたり……。翌日より，夢を見て夜泣きし，必死でたたくという発作がみられる。保育所の制服を着るのをいやがるので，お休みしている。

【初回面接】

　母親に伴われ受診。机の上の紙とクレヨンを目にするやいなや，「カブトムシ」「鬼さん」「鬼さんにこんなのがついている」「つの」「へんしん」と言いながら，次々と描きなぐった。「鬼さん」や「つの」が描かれたので，気がかりだった。スクィグル・ゲームに誘ってみた。じゅんくんはオレンジ色，私は黄緑色のクレヨンをとる。①彼のギザギザのスクィグルを草原に見立ててテントウムシとチョウを描いたところ，じゅんくんは大喜びで「カブトムシ」を描き加えた（図20-1）。絵を介しての交流が始まった。②彼のスクィグルを，私がウサギにしたら，さらにウサギの耳の先に「つの」を描き加えた（図20-2）。表面的には落ち着いて見えるじゅんくんの，もって行き場のない怒りや恐怖が伝わってきた。③続けざまに描いた彼のスクィグルを，私は海に見立てて魚を泳がせた（図20-3）。④私のぐるぐる巻きのスクィグルからお父さんのヘビを連想し，「お父さんのヘビがいる」と言って，そばにヘビのおうちを描いた（図20-4）。〈ヘビのおうちには誰がいるの？〉と尋ねたところ，「お父さんのヘビ，お母さんのヘビ，じーじのヘビ，ばーばのヘビ，赤ちゃんのヘビ，おじちゃんのヘビ」と答えたので，家族をなぞらえたと思われた。〈おうちのなかにヘビがいっぱいいるんだね〉とコメントした。ディ・レオ（1983）[6]によれば，家は子どもにとっての安全地帯なのである。⑤自分のスクィグルを見て，突然「できた」と驚きの声をあげ，「犬さん」と名づけた（図20-5）。まるで犬が疾走しているように見えたので，私も驚いた。お兄ちゃんの暴力から脱出する彼自身の姿なのだろうか。安全地帯である家を目ざして一目散に逃げ帰るところなのだろう。いまだかつて，これほど感動的で美しい子どもの絵を目にしたことはない。子どもが自分のスクィグルから自分で犬（自分自身）を発見したことに意味があるように思われた。⑥私の波形のスクィグルを見て彼は「緑のヘビ」と言い，緑のヘビのそばに，今度は自分で「赤いヘビ」をとめどなく何匹も描きなぐった（図20-6）。スクィグル・ゲームが終わってからも，自分一人で「またヘビ，またヘビ」と言いながら果てしなくヘビを描き続けた。ヘビ

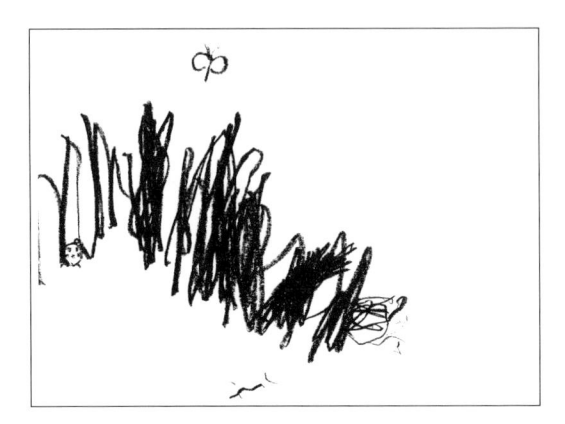

図 20-1

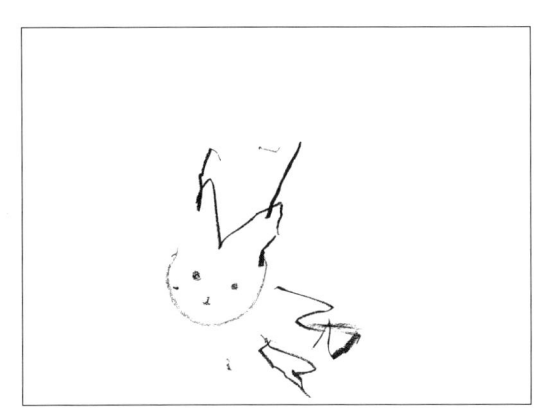

図 20-2

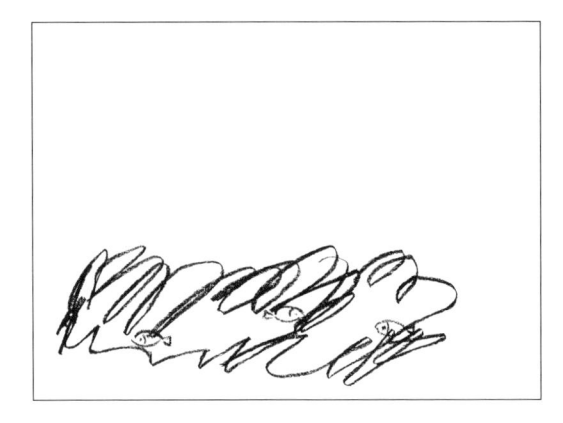

図 20-3

180

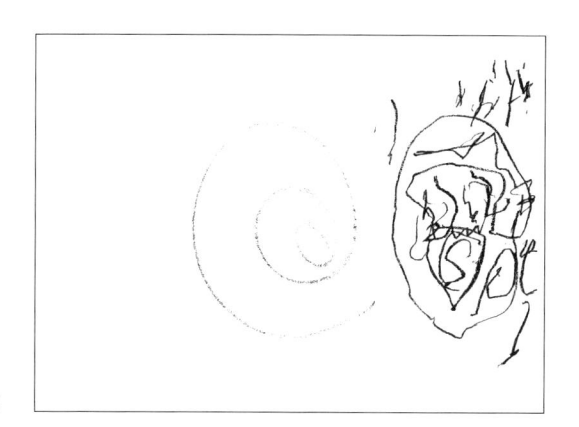

図 20-4

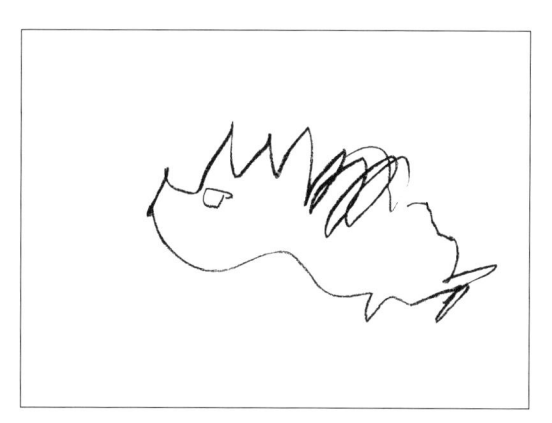

図 20-5

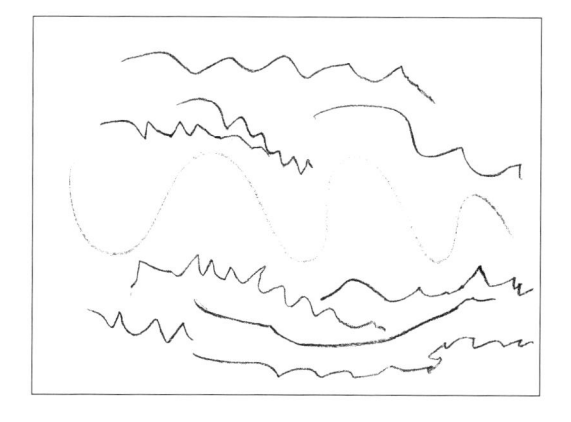

図 20-6

第8章 解釈の遊び 181

にとりつかれているかのように40匹以上ものヘビを描いた。

【2回目】

　診察椅子に座るまもなく，じゅんくんは一心不乱に絵を描いている。「かばさんのおうち」「ぞうさん，にんじん」「チョウチョ，カブトムシ」「お父さん，ママ，じーじー，ばーばー，赤ちゃん……」「いるかのおうち」「ライオンさん」「ワニ」「お父さんのカバさんのおうち」「ウルトラマン太郎，レオのおうち，キングのおうち」と，あっというまに10枚仕上げてしまった。ヘビへの執着はなくなっていた。もはや彼は，怖いものも好きなものも，なんでも自由に描くことができるようになったのである。

　夜泣きをしなくなったし，保育園にも通っている。しかし，上目づかいになり，おもちゃ屋で等身大のウルトラマンを見ただけで顔に恐怖が走るという。恐怖は遊びのなかで癒されるからと繰り返し伝えた。

【3回目】

　今でも中学生を見ると，キックしたパンチしたという。生活は普通に戻っている。

＊　＊　＊　＊　＊

　3歳という年齢は，マーラー（Mahler, Pine, & Bergman, 1975）[26]のいう対象恒常性が確立される時期です。すなわち，部分対象としての「良い母親」と「悪い母親」が一つの全体対象のなかに統合され，比較的安定した母親の内的イメージが確立されるようになります。自分自身に対しても，良い部分も悪い部分も合わせもった全体としてイメージすることができるようになるのです。したがって，自分をとりまく世界も一つのまとまりをもったものとして像を結ぶようになります。それでも世界はまだ十分整理されたものではなく，容易に分裂してしまいそうです。お兄ちゃんから暴行を受けたじゅんくんにとって，世界はばらばらに引き裂かれたものになってしまったに違いありません。良い

部分が悪い部分に凌駕されることなく，全体として良いものとして感じられていた世界から突如としてゲンコツが飛んできたのですから，じゅんくんの混乱は想像にあまりあるものでした。

　事件後真っ先にじゅんくんの心にのぼったのは，「つの」でした。「つの」はまさに部分対象であり，自分を攻撃する「つの」であり，同時に自分の怒りを象徴する「つの」でもあったと思います。これまで大切に育てられ，人生の悪意に触れることもなかったじゅんくんの混乱が「つの」という形で凝縮されたように思われました。やがて，めちゃくちゃ描きから，「つの」という部分対象の段階へ，さらに「ヘビ」「ヘビのおうち」「犬」というふうに全体対象へと流れ，自分自身や家族，自分を攻撃する何かを絵に表わすことによって，混乱が整理されていったように思われます。最終的には，自分を苦しめている何かを絵に描いて遊ぶことができるようになったのです。

　ヘビというモチーフは，子どものスクィグル・ゲームのなかでたびたび登場します。なによりも squiggle 自体に「のたくる」という意味合いがあるのですから，ヘビを連想しやすいのです。しかも四足動物などと違って，断然描きやすいように思われます。それにしても，こんなにたくさんのヘビが連続して描かれたことはありませんでした。「またヘビ」「またヘビ」と言いながら強迫的，反復的にヘビを描いた行為に，じゅんくんの不安が凝縮されています。この子にとってヘビは何を意味したのでしょうか。シンボル解釈によると，ヘビは「突然日常生活に姿を現し，苦痛と危機をもたらす無意識を表わす。このことから，ヘビは無意識のなかの母のイメージの顕現と考えられるので女性的であるが，男根のシンボルであるので男性的でもある」といわれます。このシンボル解釈を当てはめればよいのでしょうか。ウィニコット（1971）[58]はヘビについて次のように解説しています。「もちろん，ヘビはペニスの象徴とも考えられるのです。しかし，もし早期幼児期の素材や，ヘビが子どもにとって何を意味するかということの根源にまで到達しようとするなら，子どものヘビの絵は，自己を，つまり未だ手も指も足も使えない自己を描いたものだ，と理解すべきでしょう。治療者がヘビをペニスの象徴と解釈したために，どれほど多く

の患者が自己意識を伝え損なったことでしょう。夢や恐怖症に見られるヘビは，部分対象などではなく，最初の全体対象なのです」。

　まだ3歳になったばかりのじゅんくんにとってヘビは全体対象としての父親であり，自分であり，家族であり，そして恐怖の対象である中学生であったように思います。絵のなかで，自分をとりまく世界，その世界に住んでいる人びとを一人ひとり描くことによって，混乱を整理し意味を創造していきました。自分を助ける誰か，自分を苦しめる誰かを絵のなかで体験し，遊ぶことで，癒やされていったのです。この症例報告を読まれて，治療者はほとんどなにもしゃべっていないということに改めて気づかれたことと思います。子どもに語りかけたのは，〈ヘビのおうちには誰がいるの？〉〈おうちのなかにヘビがいっぱいいるんだね〉だけです。外傷を負った子どもを前にして，何も話すことができなかったということもあります。もし治療者が，ヘビのシンボル解釈（知的な解釈）をしたところで，何か利するところがあったでしょうか。そのとき治療者は恐ろしい母親になるのです。

　エスマン（Esman, 1983）[9]は，アンナ・フロイトとクラインのプレイセラピーを比較して，アンナ・フロイトは治療関係を良くしたり，子どもの言語化を促す手段としてプレイを活用し，一方クラインは，子どものプレイを大人の自由連想と等価とみなし，転移という枠組みのなかで無意識を解釈した，と述べています。さらにエスマンは，子どもの精神分析療法におけるプレイの役割は，解釈することよりも，子どもとコンタクトをとったり，願望，空想，葛藤をコミュニケーションすることである，と結論づけています。少なくとも子どもでは，短期間の精神療法であるスクィグル・ゲームにおいて，転移の解釈（二者関係に帰すること）に意義があるのかどうか疑問です。

　「治療上重要なのは，私の才気走った解釈という契機でなく，子どもが自分自身を突然発見する the child surprises himself or herself という契機なのである」（Winnicott, 1971）[58]。

おわりに

　鮮やかなスカーレットのブックカバーに誘われて，スクィグル・ゲームを始めたのが15年前。黙りこくった子どもたちを前にして，ほかに何ができたというのでしょう。『子どもの治療相談』を座右に，ともかく手をつけるしかなかったのです。でも，ウィニコットのアーティスティックな症例報告に感激はしても，煙に巻かれるようで，精神分析家ってどうしてこんなにわかりにくい本を書くのだろうと不思議でした。私のスクィグル・ゲームにしても，絵を描いた子どもたちが元気になって帰っていったものの，どのような成り行きだったか不明なまま，未消化な思いを飲み込むような日々でした。暗いトンネルのなかに一条の光を見いだし，喜んで走っていくのだけれど出口になかなかたどりつかないもどかしさであったと思います。

　言語発達が未熟な子どもの治療は，絵画，音楽，運動などを用いた非言語的なものであるといわれます。一方，精神分析は無意識をことばにのせていく作業ですから，言語的な治療法といってよいでしょう。なんら知識もなくやみくもに始めたスクィグル・ゲームですが，ともかく黙ってすわっていれば子どもはちゃんと絵を描いてくれるし，なんとか治療は進行したものです。精神分析の知識がなくても，ことばを発しなくても，スクィグル・ゲームは治療法としてちゃんと成り立つように思われました。ですから，スクィグル・ゲームは非言語的な治療法であり投影法である，というふうな分類分けをしていました。

そこでは，ことばよりイメージが優先されます。もし，ことばで手短にくくってしまうならば，子どものキラキラした体験の数々をとりこぼしてしまうからです。子どもがそこで体験していることは，おそらくことばですくいきれないほど豊かなものです。ディズニーのアニメ『アラジン』は，"I can show you the world" "I can open your eyes" と歌いながら，王女ジャスミンと魔法の絨毯に乗って空を飛び，"shining, shimmering, splendid" な世界をつぎつぎと披露するのでした。スクィグル・ゲームも "magic" です。子どもたちは『ファンタジア』のミッキーマウスさながらに，魔法の杖をふるいます。ウィニコット（1971）[58] が注目したのも，まさにこの "magic of imaginative and creative living" でした。真新しい世界が一枚の紙の上によどみなく描きつづられ，治療者ばかりか当の子どもさえもが，描かれた絵を前に驚くこともしばしばです。それが "wonder by wonder" であり，ことばで言い尽くせるものではありません。

　しかし，やがて，イメージの力だけでは物足りなくなってきました。それは不思議なことに，ことばの発達に問題のある子どもたちとのかかわりのなかから教えられたことです。子どもは内なるイメージをクレヨンに託していそいそと描き進めながら，すなわちみずからの感覚と運動を統合させながら，とつとつと「ことば」を生み出し，象徴を使用していったのです。ことばに障害のある子どもたちが，象徴の使用，概念の成立という言語活動への参入を果たしていました。「子どもはたとえ乳児であっても言語的存在である」（ドルト，1987）[7] とするラカン派精神分析の教えを受けるようになってからは，ますますことばに注目するようになりました。向井雅明先生の，子どもがみずから発することばに意味があるのだから，もっと子どものことばを引き出していくようにとのご指摘が，非言語から言語への橋渡しをしてくれました。これは私自身の発達の里程標となるべきものです。

　そもそも，「ことばに出さなくてもわかりあえる」という形での治療効果は，偶然によりかかるものです。魔法の絨毯に乗って感動を共有することは，共感するだけのことにしかならないのです。もし，子どもたちへの治療的なかかわ

りを偶然にまかせるのではなく確実なものにしようと思うなら,「わかりあえる」以上の技法を必要とします。それが「ことば」なのでしょう。すなわち,イメージで体験したことをさらにことばというチャンネルのもとに語りなおすことによって,過去や現在が克服しうるものとなるのです。意味を創造するために,子どもたちとことばを交わして,二人して心に刻みつけます。グリーン(1978)[12] が指摘している「二人のディスコース（discourse）によって意味が構成される」の"discourse"には,「ことばによる思想の伝達,談話」のほかに,古くは「〈音楽〉を奏でる」という意味合いがあったそうです。スクィグル・ゲームで遊んでいる子どもと治療者は,おしゃべりをしながら二人で音楽を奏でています。それがあるときには物語であり,詩であり,歌です。

　精神分析は言語でアートは非言語という二者択一ではなくて,非言語のなかからことばが醸し出され,ことばを交わすことによってイメージが確かなものとして浸透します。もしアートセラピーを非言語として分類してしまうなら,片寄ってしまうでしょう。どっちつかずのあいだがウィニコットの臨床を彩っていますし,子どもも治療者も言語と非言語のあいだで,あるときには幻想と現実のあいだを揺れ動きながら遊ぶのです。

　小児科医ですから,赤ん坊の泣き声や電話の鳴り響くなかで,すなわち日常診療のなかでスクィグル・ゲームを生かしたいという思いがありました。身体疾患といえども子どもの心や母親の気持ちを察するのは当然の成り行きであり,小児科医には身についたことだからです。ここからここまでが身体で,ここからあっちは心の病気などと分けることはできません。小児科臨床で一番多い訴えである腹痛一つとっても,たとえば,風邪の名残りでおなかの調子が悪いということもあるでしょうし,昨日少しおなかが痛くて学校を休んだらのんびりお母さんに甘えられて嬉しかった,そんなノスタルジーにひたって今日も休みたいなと思っていたらほんとうにおなかが痛くなった,ということもあるでしょう。身体に寄り添ったり気持ちを共有したり,なおもあいだの治療です。

　こうして振り返ってみますと,何も知らず何もわからず,ただ目の前に口を

固くつむった子どもがいて，その子どもと交流しなければならないという必要性に駆られて始めたのがスクィグル・ゲームです。子どもたちはというと，私の準備不足に頓着することなく，あっというまに遊びの世界にすべり込んでくるのでした。時間的空間的に制約のある小児科外来が，クレヨンと紙さえあればまたたくまにプレイルームに変化する，そんな錯覚に治療者も抱かれていたと思います。結果として，制約のあるなかで，ほど良い（グッドイナフ）治療を行なうことができたと思います。精神分析はあとからついてきたのです。それでも精神分析との出会いが，スクィグル・ゲームを二重にも三重にもおもしろくしてくれたのは論を俟ちません。子どもたちとのスクィグル・ゲームをより実り豊かなものにするために，これからも精神分析の勉強を続けようと思います。

　やっと，トンネルの出口にたどりついた安堵感に包まれています。

　読者のなかには，小児科医というより，精神科医，心理臨床家，スクールカウンセラーの方々が多数派でしょう。本書を参考にされて，読者の一人ひとりが"私のスクィグル"（山中，1993）[60]を考案してくだされば幸いです。

　今こうしてワープロを打ち終えるにあたり，走馬灯のようにその時どきの子どもたちの姿が目に浮かびます。装いも新たな世界を披露してくれた子どもたちに感謝したいと思います。子どもたちとの共同作業がこうした形で実を結び，嬉しくてなりません。

　誠信書房の松山由理子氏には，『絵にみる子どもの発達』に引き続き，なにかとお世話になりました。治療者以上に優れたファシリテーターであられる編集者のおかげで，気持ちよくすすめることができたのだと思っています。

　最後に，三人の方々にお礼のことばを捧げたいと思います。石川元先生は，子どもに絵を描いてもらうだけでなく，治療者自身が絵を描くことの喜びを教

えてくださいました。向井雅明先生には，非言語的な治療におけることばの大切さをご指導いただきました。何事も一面的に割り切れるものではなく，その中間，またその中間があるということが示されました。

「因縁」にことよせて序文をお願いした新宮一成先生には，このうえないお原稿を頂戴しました。私の拙いスクィグルをもとに，一枚の端正な絵を，私にはそれがダリの母子像「ポルト・リガートの聖母」に見えるのですが，仕上げてくださいました。新宮先生にもう一度スクィグルを返したいと思います。

1　大人たちはこそこそ，ひそひそ…。子どもからしたら，世の中は盲点だらけです。「見えない」ということは大きな不安をいだかせますので，まわりの世界を「見えやすくする」ために，子どもは絵を描くのだと思います。「あなたにはこれが見えていなかったでしょう」と言われて「一の線」を差し出された子どもは，躍起になって，「見えていないということを見えなくする」，やはりそれは「見えやすくする」といってよいと思いますが，そのために絵を描くのですね。そこに抑圧があり不安があるというお話もよくわかりました。それでは，見えていないということを意識しているときの不安と，見えていないということが見えないときの不安と，どちらが大きいのでしょうか。

2　実際に（外的現実），子どもと治療者は共同注視の関係（三項関係）にあります。絵が注意の焦点です。「治療者は最初の描線の上にいる」というお話はとても魅力的です。いわば治療者は，子どもに消去されんがために現前しているのですね。でも，それだと二項関係になりますが。心理的には（内的現実）二項関係なのでしょうか。

このあと新宮先生からお便りをいただき，「一の線」の上の治療者とは，「治療者の手の筋肉運動の跡」だと教えられました。ありがとうございます。

幸せな出会いに感謝しつつ，筆をおきたいと思います。

引用・参考文献

1) Arenas, A. (1998): *Why Do People Go Crazy on Masterpieces*. Tankosya Publishing Co. 木下哲夫訳（1999）：人はなぜ傑作に夢中になるの．淡交社．
2) 馬場禮子（1999）：精神分析的心理療法の実践——クライエントに出会う前に．岩崎学術出版社．
3) Berger, L. R. (1980): The Winnicott Squiggle Game: A Vehicle for Communicating with the School-Aged Child. *Pediatrics*. 66, 6.
4) Clancier, A., & Kalmanovitch, J. (1984): *Le Paradoxe de Winnicott*. Les Editions Payot.
5) Di Leo, J. H. (1977): *Child Development : Analysis and Synthesis*. Brunner/Mazel. 白川佳代子・石川元訳（1999）：絵にみる子どもの発達．誠信書房．
6) Di Leo, J. H. (1983): *Interpreting Children's Drawings*. Brunner/Mazel.
7) Dolto, F. (1987): *Dialogues quebecois*. Editions du Seuil. 小川豊昭・山中哲夫訳（1994）：子どもの無意識．青土社．
8) Erikson, E. H. (1959): *Psychological Issues Identity and The Life Cycle*. International Universities Press. 小此木啓吾訳編（1973）：エリクソン自我同一性．誠信書房．
9) Esman, A. H. (1983): Psychoanalytic play therapy. In C. Schaefer & K. O'Connor, *Handbook of Play Therapy*. A Willey-Interscience publication.
10) Evans, R. I. (1967): *Dialogue with Erik Erikson*. Harper & Row, Publishers, Inc. 岡堂哲雄・中園正身訳（1981）：エリクソンは語る．新曜社．
11) Freud, A. (1946): *The Psycho-analytical Treatment of Children*. International Universities Press, Inc. 北見芳雄・佐藤紀子訳（1966）：児童分析．誠信書房．
12) Green, A. (1978): Potential Space in Psychoanalysis. In S. Grolnick & L. Barkin, *Between Reality and Fantasy*. Jason Aronson Inc.
13) Grolnick, S. (1990): *The Work and Play of Winnicott*. Jason Aronson Inc. 野中猛・渡辺知英夫訳（1990）：ウィニコット入門．岩崎学術出版社．
14) 浜田寿美男（1993）：発達心理学再考のための序説．ミネルヴァ書房．
15) Haworth, M. R. (1964): *Child Psychotherapy——practice and theory*. 外林大作訳（1968）：児童の心理療法——実践と理論的基礎Ｉ，外林大作訳（1969）：児童の心理療法——実践と理論的基礎II．誠信書房．
16) 飯森眞喜雄（1998）：芸術療法における言葉．徳田良仁・大森健一・飯森眞喜雄・中井久夫・山中康裕監修，芸術療法１　理論編．岩崎学術出版社．
17) 石川元・玉井康之・森治樹（1993）：「スクィグル」とは何か．臨床描画研究，Ⅷ．
18) 木島俊介（1998）：女たちが変えたピカソ．中央公論社．
19) 木村千穂（1999）：絵のこと，摂食障害のこと．ヘルスワーククラブ　ブックニュース，No. 7．

20) 北山修（1985）：錯覚と脱錯覚――ウィニコットの臨床感覚．岩崎学術出版社．
21) 北山修（1995）：環境決定論――達成困難としての「本当の自分」．牛島定信・北山修編，ウィニコットの遊びとその概念．岩崎学術出版社．
22) 北山修（1997）：悲劇の発生論．金剛出版．
23) 小嶋謙四郎編（1997）：乳児心理学．川島書店．
24) Landgarten, H. B. (1987): *Family Art Psychotherapy*. Brunner/Mazel, Inc.
25) Lanes, S. G. (1980): *The Art of Maurice Sendak*. New York, Harry N. Abrams. 渡辺茂男訳（1982）：センダックの世界．岩波書店．
26) Mahler, M. S., Pine, F., & Bergman, A. (1975): *The Psychological Birth of the Human Infant*. Basic Books. 高橋雅士・織田正美・浜畑紀訳（1981）：乳幼児の心理的誕生．黎明書房．
27) 町沢静夫（1986）：遊びと精神医学――こころの全体性を求めて．創元社．
28) 松岡武（1995）：決定版　色彩とパーソナリティー――色でさぐるイメージの世界．三水社．
29) Moore, C., & Dunham, P. J. (1995): *Joint Attention Its Origins and Role in Development*. Lawrence Erlbaum Associates. 大神英裕監訳（1999）：ジョイント・アテンション．ナカニシヤ出版．
30) 森岡正芳（1999）：精神分析と物語．小森康永・野口祐二・野村直樹編：ナラティブ・セラピーの世界．日本評論社．
31) 森岡正芳（2000）：遊びそして体験の変形作用．日本遊戯療法研究会編，遊戯療法の研究．誠信書房．
32) 向井雅明（2000）：香川県小児心身医学研究会会報，No. 6.
33) 妙木浩之（1995）：ウィニコットの〈人となり〉とその理論．牛島定信・北山修編，ウィニコットの遊びとその概念．岩崎学術出版社．
34) 中井久夫（1976）：造形療法ノートより．芸術療法講座1．星和書店．
35) 中井久夫（1977）：ウィニコットのSquiggle. *Japanese Bulletin of Art Therapy*, 8, 129.
36) 中井久夫（1982）：相互限界吟味法を加味したSquiggle (Winnicott) 法. *Japanese Bulletin of Art Therapy*, 13, 17.
37) 老松克博（2000）：アクティヴ・イマジネーション――ユング派最強の技法の誕生と展開．誠信書房．
38) 小此木啓吾・馬場禮子（1989）：新版　精神力動論――ロールシャッハ解釈と自我心理学の統合．金子書房．
39) 小此木啓吾（1980）：笑い・人みしり・秘密――心的現象の精神分析．創元社．
40) Parsons, M. (1995)：英国独立学派の精神分析．牛島定信・北山修編，ウィニコットの遊びとその概念．岩崎学術出版社．
41) Phillips, A. (1988): *Winnicott*. Fontana Press.
42) Rycroft, C. (1968): *A Critical Dictionary of Psychoanalysis*. Thomas Nelson and Sons. 山口泰司訳（1992）：精神分析学辞典．河出書房新社．
43) 坂根厳夫（1977）：遊びの博物誌．朝日新聞社．
44) 佐々木宏子（2000）：絵本の心理学――子どもの心を理解するために．新曜社．
45) Segal, H. (1991): *Dream, Phantasy and Art*. 新宮一成監訳（1994）：夢・幻想・芸術

――象徴作用の精神分析理論．金剛出版．
46) Simon, A. G., Leonard, B., & Werner, M. (1978): *Between Reality and Fantasy*. Jason Aronson.
47) Singer, D. G. & Singer, J. L. (1990): *The House of Make-Believe*. Harvard University Press. 高橋たまき・無藤隆・戸田須恵子・新谷和代訳（1997）：遊びが開く想像力．新曜社．
48) 新宮一成（2000）：精神分析から見た身体像．臨床描画研究，XIV．
49) 白川佳代子・石川元（1999）：母親の態度と子どもの心身症状．小児科診療．
50) Smith, N. R. (1993): *Experience and art, teaching children to paint*. Teachers College, Colombia University. 上野浩道訳（1994）：子どもの絵の美学．勁草書房．
51) 高橋たまき（1993）：子どものふり遊びの世界――現実世界と想像世界の発達．ブレーン出版．
52) Tolkien, J. R. R. (1964): *On Fairy Stories*. London, George Allen & Unwin. 猪熊葉子訳（1973）：ファンタジーの世界――妖精物語について．福音館書店．
53) Vygotsky, L. S. (1986) 神谷英司訳（1987）：ごっこ遊びの世界――虚構場面の創造と乳幼児の発達．法政出版．
54) Winnicott, D. W. (1957): *The Child, the Family, and the Outside World*. 猪股丈二訳（1986）：子どもと家族とまわりの世界――子どもはなぜあそぶの．星和書店．
55) Winnicott, D. W. (1958): Through Paediatrics to Psycho-Analysis. Tavistock Publications. 北山修監訳（1989）：小児医学から児童分析へ．岩崎学術出版社．
56) Winnicott, D. W. (1965): *The Maturational Processes and the Facilitating Environment*. The Hogarth Press. 牛島定信訳（1977）：情緒発達の精神分析理論．岩崎学術出版社．
57) Winnicott, D. W. (1971): *Playing and Reality*. Tavistock Publications. 橋本雅雄訳（1979）：遊ぶことと現実．岩崎学術出版社．
58) Winnicott, D. W. (1971): *Therapeutic Consultations in Child Psychiatry*. 橋本雅雄監訳（1987）：子どもの治療相談①②．岩崎学術出版社．
59) Winnicott, C., Shepherd, R., & Davis, M. (1987): *Psycho-analytic Explorations*. The Winnicott Trust. 牛島定信監訳・倉ひろ子訳（1998）：ウィニコット著作集第8巻　精神分析的探求3――子どもと青年期の治療相談．岩崎学術出版社．
60) 山中康裕（1993）：私のスクィグル．臨床描画研究，VIII．

索引

ア行

悪循環　32, 59
遊ぶこと　3, 4, 5, 24, 61, 74, 88, 101, 184
アートセラピー　4, 6, 59, 101, 187
甘え　121
アレナス（Arenas, A.）　177
飯森眞喜雄　37, 150
移行現象　1, 37, 178
移行対象　2, 3, 4, 24, 61, 177
石川元　6, 121, 188
遺尿　17, 24, 164, 167
イメージ　2, 5, 24, 35, 36, 37, 50, 61, 117, 118, 120, 130, 182, 186, 187
遺糞　17, 111
陰影づけ　54
ウィニコット（Winnicott, D. W.）　1, 2, 3, 5, 7, 8, 10, 11, 33, 34, 37, 58, 61, 76, 77, 89, 93, 100, 101, 102, 118, 150, 173, 175, 176, 177, 178, 183, 184, 185, 186
ヴィゴツキー（Vygotsky, L. S.）　3
ヴィドロッシェール（Widlöcher, D.）　10, 99
ウォルトマン（Woltmann, A. G.）　73
運動性　6
HTP　4
エヴァンス（Evans, R. I.）　74
エスマン（Esman, A. H.）　184
エディプス期　153, 154, 167, 173
エリクソン（Erikson, E. H.）　73, 74
エロス的コミュニケーション　177
鉛筆　76, 77, 111, 167
老松克博　119
小此木啓吾　177

カ行

解釈　7, 65, 117, 121, 131, 175, 176, 177, 178, 183, 184
外傷体験　178
外的現実　75, 189
概念化　148
会話　10, 33, 35, 123, 140, 149
抱える環境　77, 89
家族画　4, 18, 31, 45, 50, 90
葛藤　53, 178
環境　8, 101, 120
間主観的　99, 140, 149, 177
記号　7, 10, 58, 176
吃音　122, 123, 126
木島俊介　60
北山修　94, 101, 121
木村千穂　31
逆説　100, 149
虐待　34
教師　7, 25, 36, 37
鏡像　13
共同注視　121, 122, 148, 149, 189
強迫的　3, 77, 183
拒食症　25, 28, 30, 31
空想（的）　3, 4, 50, 95, 103, 118, 119, 178, 184
グッドイナフ・マザー　2
クライン（Klein, M.）　184
グリーン（Green, A.）　5, 177, 187
クレー（Klee, P.）　5
クレーシャー（Clancier, A.）　10, 76, 99

グロールニック（Grolniick, S.）　3
形式分析　79, 87, 152
芸術　3, 102, 117, 119
言語　35, 50, 121, 122, 144, 150, 186
言語化　28, 36, 45, 50, 142, 184
言語的　144, 150, 151, 185
言語発達　1, 35, 122, 123, 131, 185
現実（的）　4, 17, 30, 50, 61, 74, 75, 95, 101, 117, 118, 119, 178
現実の支配　73, 75
幻想（的）　1, 2, 3, 178
幻滅　17
個人的な経験（個人的経験）　35, 36, 37, 59, 60, 88, 100, 130
コミュニケーション　9, 10, 11, 30, 50, 84, 144, 176, 177, 184
コンタクト　10, 11, 28, 121, 184

サ行

罪悪感　18
坂根巌夫　5
錯画　6
錯覚　1, 3, 4, 61, 188
三項関係　30, 95, 189
三者関係　95, 101, 116, 117, 122, 149
ジェンダー　152, 153, 154, 155, 173, 174
シーガル（Segal, H.）　17, 178
自己　1, 2, 17, 59, 87, 99
自己像　87, 154
自己表現　1, 36, 50, 59, 77

自己主張	45, 103, 168	
自己中心性	35	
自己治癒(力)	60, 73, 87, 143, 175	
思春期	1, 31, 32, 51, 54, 173	
ジャーゴン	6	
自由画	4, 31, 49, 90, 94, 95, 99	
自由連想	59, 94, 130, 184	
主観的対象	89, 94, 95	
昇華	61	
象徴	2, 3, 58, 68, 72, 143, 168, 183, 186	
シンボル解釈	176, 183, 184	
象徴化	148	
小児科医	5, 7, 8, 9, 101, 122, 175, 187, 188	
白川佳代子	121	
新宮一成	87, 189	
心身症	53, 87	
身体症状	80, 121	
身体像	87	
人物画	28, 31, 152, 154, 167	
心理臨床家	7, 8, 188	
スクリブル	6	
スクールカウンセラー	188	
頭痛	50, 51, 53, 62, 168	
スミス (Smith, N. R.)	10, 36, 59, 60	
制限	7	
生物学的性差	152	
精神科医	8, 34, 188	
精神分析(家)	5, 7, 8, 11, 36, 59, 89, 101, 119, 153, 173, 176, 184, 185, 187, 188	
精神療法	4, 7, 61, 84, 117, 150	
青年期	153, 154, 173	
性役割	154, 167, 173	
設定	61	
喘息	90, 93	
全体対象	182, 183, 184	
センダック (Sendak, M.)	119	
全能(感)(性)	1, 4, 17	
潜伏期	74	

創造(性)(的)	2, 3, 5, 8, 35, 37, 59, 60, 61, 74, 77, 78, 88, 94, 99, 119, 140, 151, 184	
想像(的)(力)	3, 37, 59, 60, 61, 73, 74, 94, 103, 117, 118, 119, 140	
ソーシャルワーカー	34	

タ行

退行	30, 74, 111, 167	
体重減少	54, 80	
対象	1, 2, 5, 24, 95, 122	
対象像	87	
対象恒常性	182	
対象関係論	1	
高橋たまき	6, 150	
知性化	61, 74	
父親像	89	
チック	90, 93	
中間領域	1, 61	
抵抗	176	
ディ・レオ (Di Leo, J. H.)	6, 35, 36, 51, 173, 179	
ディスコース	151, 177	
デューム (Dunham, P. J.)	149	
転移	89, 117, 176, 184	
同一性	164, 167	
投影	89	
投影法	185	
動機づけ	28, 32, 74	
動的人物画	137, 152	
トールキン (Tolkin, J. R. R.)	119	
ドルト (Dolto, F.)	150, 186	

ナ行

内的現実	61, 75, 189	
内容分析	79, 87, 152, 153	
中井久夫	7, 8, 32, 76, 84	
なぐり描き	6	
二項関係	30, 189	
二者関係	87, 95, 116, 117, 122	

ハ行

媒体	1, 4, 7, 10, 11, 32, 77, 95	
バウムテスト	4	
剝奪	17, 24	
橋本雅雄	6, 7	
パーソンズ (Parsons, M.)	119	
発達	3, 4, 94, 122, 175	
母親像	17, 24, 89, 95, 112	
母と子のきずな	121	
バーガー (Berger, L. R.)	76	
馬場禮子	30, 36	
浜田寿美男	119, 177	
ピカソ	112, 116	
非言語(的)	1, 10, 11, 119, 121, 123, 150, 151, 185, 186, 187, 189	
非行	9	
非自己	1, 59, 99	
ひとりでいる能力	100	
表像	176	
頻尿	37, 43	
不安	3, 4, 18, 24, 36, 54, 59, 90, 183	
ファンタジー	31, 100, 111, 117, 118, 119, 120	
フィリップス (Phillips, A.)	177	
腹痛	44, 50, 51, 53, 62, 65, 68, 80, 87, 107, 140, 142, 187	
不登校	143	
部分対象	13, 182, 183, 184	
プレイセラピー	4, 6, 7, 101, 184	
フロイト (Freud, A.)	184	
フロイト (Freud, J.)	5, 73	
文化	149	
文化的体験	3	
分離不安	3, 4, 24	
ヘビ	11, 13, 17, 45, 49, 142, 156, 179, 183, 184	
防衛(的)	4, 61, 77, 119	
母子一体(感)	1, 61	
母子関係	3, 17	

索引　195

母子相互作用　8
母子分離　1, 2, 3, 4, 122
ホールド　7
ホワース（Haworth, M. R.）　73

マ　行

マザーリング　177
町沢静夫　3
松岡武　85, 86
マーラー（Mahler, M. S.）　182
妙木浩之　7
無意識　11, 45, 50, 68, 103, 119, 177, 178, 183, 184, 185
向井雅明　149, 153, 186, 188
物語　33, 45, 49, 50, 98, 130, 177, 187

ヤ　行

夜尿　18, 24, 111, 164
山中康裕　188
夢　32, 94, 99, 178, 183
良い母親　13, 118, 182
用具　76, 77, 78
用紙　78
抑圧　58
夜泣き　178, 182

ラ　行

ライクロフト（Rycroft, C.）　119
ラカン派　89, 153, 186
ランドガーテン（Landgarten, H. B.）　77
リミット・セッティング　7
リュッケ（Luquet, G. H.）　5
レインズ（Lanes, S. G.）　119
連想　5, 30, 59, 68, 93, 101, 107

ワ　行

悪い母親　13, 117, 118, 182

著者紹介

白川　佳代子（しらかわ　かよこ）

1950年　香川県生まれ
1975年　慶應義塾大学医学部卒業
現　在　しらかわ小児科医院院長
専　攻　小児科学
訳　書　ディ・レオ『絵にみる子どもの発達』（共訳）1999，誠信書房
　　　　ディ・レオ『子どもの絵を読む』2002，誠信書房

子どものスクィグル──ウィニコットと遊び

2001年6月15日　第1刷発行
2018年6月30日　第6刷発行

著　者　　白川佳代子
発行者　　柴田敏樹
印刷者　　日岐浩和
発行所　　株式会社　誠信書房
〒112-0012　東京都文京区大塚3-20-6
電話　03（3946）5666
http://www.seishinshobo.co.jp/

中央印刷　協栄製本　　落丁・乱丁本はお取り替えいたします
検印省略　　無断で本書の一部または全部の複写・複製を禁じます
Ⓒ Kayoko Shirakawa, 2001　　　　Printed in Japan
ISBN 4-414-40283-2 C3011

子どもの絵を読む
潜伏期の子どもの 121 枚の絵

J.H. ディ・レオ 著
白川佳代子 訳

個性化と社会化の間を揺れ動く子どもたちの姿を彷彿とさせる 121 枚の絵を収録し、絵の解釈に関わる様々なテーマについて解説する。子どもの絵に対する著者の温かい姿勢、深い洞察は，読者に多くの示唆を与える。

目　次
1 解釈について　2 形式上・様式上の特徴
3 認知が関与するのは：ボートに乗った人の絵
4 ほとんどが情緒的な子どもの家の絵
5 投影としての子どものアート
6 全体とパーツ　7 全体としての特徴
8 身体のパーツ　9 西欧社会の子どもたちが理解している性差と性役割
10 左右差とそれが描画におよぼす影響
11 木の絵とパーソナリティ
12 絵に表われた情緒障害
13 落し穴　14 平和教育におけるアートの役割
15 思い起こすことなど
付録　絵の解釈：手順について

A5判並製　定価(本体2600円+税)

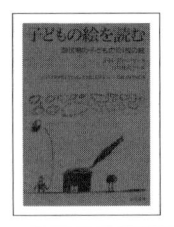

絵にみる子どもの発達
分析と統合

J.H. ディ・レオ 著
白川佳代子・石川元訳

本書は、40 枚を超える絵から子どもが世界をどう捉えているかを垣間見るとともに、フロイト、ピアジェ、エリクソン、ゼルなど、子どもの発達について世界の指導的な思想家たちの見解を統合している。

目　次
1 部　大人から見た子どもの世界
　1 発達段階　2 臨界期　3 発達神経の基盤
　4 運動発達　5 精神性的および心理社会的発達　6 認知の発達　7 言語発達　8 描画発達　9 発達停止　10 退行　11 対象概念と対象関係
2 部　子どもの目から見世界
　12 子どもたちに語りかける 13 子どもたちは語りかける 14 創造性
　15 共通原則としての子どものアート
3 部　統合
　16 発達的な視点
　17 統合—発達の相互関係と結びつき
　18 子どもを全体的に見る目

A5判並製　定価(本体2300円+税)

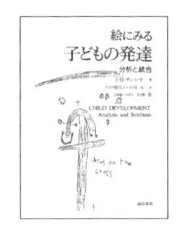